Lakshmi Prasanna & Michael Kokinos

Autismus: Begegne mir, so wie ich bin

Lakshmi Prasanna
Michael Kokinos

Autismus: Begegne mir, so wie ich bin

Ein Beitrag zu einem pädagogisch-sensorischen
und ernährungswissenschaftlichen Ansatz
für Autismus im Kindesalter
zur Unterstützung der betroffenen Familien
und zur Stärkung des tiefen Wunsches der Kinder,
sich mit ihren Mitmenschen und der Welt
zu verbinden

Verlag am Goetheanum

Medizinische Sektion
der Freien Hochschule für Geisteswissenschaft

Englische Originalausgabe: «Autism: Meet Me Who I Am»
erschienen bei Lindisfarne Books, 610 Main Street
Great Barrington / Massachusetts, 01230, U.S.A.

Der Verlag am Goetheanum im Internet:
www.goetheanum-verlag.ch

Umschlagmotiv: Deepan Raj, Schüler des «Nandavanam Center for Healing Education», Chennai, Indien
Umschlag: Wolfram Schildt, Berlin
Satz: ATHENA Verlagsdienstleistungen, Oberhausen
Druck und Bindung: Jelgavas Tipogrāfija, Jelgava, Lettland

ISBN (Print) 978-3-7235-1734-5
ISBN (E-Book) 978-3-7235-1750-5

Inhalt

Prolog in Versform

Die Begegnung einer Ärztin mit Autismus

von Lakshmi Prasanna

Aus der Welt der schulmedizinisch ausgebildeten
Intensivmediziner für Neugeborene, aus der ich komme,
in der ich mich darin geübt habe, alles zu sehen, was
messbar und greifbar ist,
in der ich gelernt habe, alles zu beschreiben, was ich sehe,
da fiel es mir schwer, Kindern mit Autismus zu begegnen.
Als ausgebildete Ärztin fühlte ich mich existentiell
herausgefordert,
der Boden unter meinen Füßen bröckelte …

In der Begegnung mit diesen Kindern
konnte ich die Welt durch ihre Augen sehen
und die Klänge mit ihren Ohren hören.
Ich wurde in diesem Raum zwischen ihrem Sehen und
Hören wiedergeboren
und fand wieder Boden unter meinen Füßen.
Heute fällt es mir schwer, zu beschreiben, was ich gesehen
habe
und Worte aus dem zu bilden, was ich höre.

Und ich habe Mühe mit der Welt, die sich in schnell
bewegten Bildern und
im permanenten Rauschen verloren hat …

So habe ich nach reiflicher Überlegung beschlossen,
in diesem Buch mein Herz zu öffnen und in meinem eigenen Stil zu schreiben.
Es ist ein Versuch, mitzuteilen, was ich gesehen und gehört habe.
Vielleicht hört Ihr mich in meinen Worten singen, was ich gesehen habe,
oder Ihr seht Bilder aus der Musik, die ich in ihrer Stille gehört habe.

Ich bin immer noch auf dieser Reise,
so wie ich in diesem Buch viele Male zwischen zwei Welten reise.
Ich lade Euch ein, mit mir zu kommen und ihnen zu begegnen,
und mit mir von dieser Begegnung zurückzukommen,
damit ich auch Euch allen begegnen kann.

Einführung

«Mein Herz sehnt sich danach, in Dein Lied einzustimmen,
aber umsonst kämpfe ich um einen Laut.
Ich würde sprechen, aber reden führt zu keinem Gesang,
und ich schreie auf wie ein Narr, ratlos.»
– Rabindranath Tagore

«Ich folge dem Kosmos und schaffe ein feines Gleichgewicht
zwischen hier und dort.
Ich werde die Welt in ein feines Gleichgewicht bringen.
Die Geschichte lacht mich aus, aber ich kann es doch schaffen.
Das ist mein Lied. Ich versuche zu singen.»
– Akshaya, 12 Jahre, Chennai, India

Dies ist ein Buch für Eltern und Familien, Lehrer:innen und Schulen, Ärzt:innen und Therapeut:innen auf der Suche nach einem tieferen Verständnis des Kindes mit Autismus. Die Kinder selbst haben uns einen Weg gewiesen, nachdem wir uns um eine Verbindung zu ihnen bemüht haben und ihnen mitgeteilt haben, dass es uns wichtig ist, ihnen zu helfen und sie auch zu unterrichten. Das vorliegende Buch schildert diesen Weg – einen Weg des Lernens und Heilens in beide Richtungen.

Allzu oft organisieren sich Lehrer:innen, Ärzt:innen und Therapeut:innen getrennt in Berufsgruppen und suchen isoliert nach einem Weg, dem einzelnen Kind vor ihnen zu helfen. Und mit den gleichen Zielen haben sich weltweit verschiedene Eltern- und Unterstützungsgruppen gebildet. Das ‹Autismus-Puzzle› ist ein großes ungelöstes Rätsel unserer Zeit. Angesichts der jüngsten Zahlen, die von 1 von 60 Kindern ausgehen, ist die Zahl der betroffenen Familien erschreckend hoch, und viele davon scheinen inmitten der

‹Puzzle-Teile› verloren. Viele Fachleute auf diesem Gebiet finden sich in einem Strudel widersprüchlicher Informationen wieder, ohne dass sie sich an klaren, evidenzbasierten Ergebnissen orientieren könnten. Erschwerend kommt hinzu, dass die rasanten Fortschritte in der Medizintechnik bei diesem Rätsel auch nicht weiterhelfen können. Ihr Arzt kann nicht einfach einen Scan oder einen Test anordnen und auf einen Körperteil, das Blutbild oder das Gehirn zeigen und sagen: «Okay, das ist es, das erklärt das Verhalten.» Komplexe Zustände wie Autismus zu verstehen, ist eine der großen Herausforderungen für die wissenschaftliche und phänomenologische Forschung unserer Zeit.

Der hier vorgestellte Einblick in den Autismus ist das Ergebnis aus 20 Jahren klinischer Arbeit und unabhängiger Forschung. Lakshmi ist eine Entwicklungspädiaterin und Neonatologin aus Indien. Michael ist ein australischer Physiotherapeut, der sich auf Neurologie und die Zusammenhänge von Bewegung und Wahrnehmung spezialisiert hat. Unsere Arbeit fand hauptsächlich in den sich schnell entwickelnden Städten Südindiens statt. Wir haben beide einen sehr unterschiedlichen beruflichen und kulturellen Hintergrund, da einer von uns im Osten und der andere in einer griechischen Familie im modernen Westen aufgewachsen ist.

Autismus zeigt sich in unglaublich vielen Ausprägungen; das Behandlungszimmer allein reicht oft nicht aus, um das besondere Rätsel eines betroffenen Kindes wirklich zu erkennen und zu verstehen. Unser Interesse und unsere Forschungsarbeit bestehen darin, die Kinder in ihrem jeweiligen Umfeld zu betrachten – hinter die diagnostischen Begriffe zu blicken (Kommunikationsstörung, sich wiederholende Verhaltensweisen, fehlender Blickkontakt usw.) – und dabei Fragen wie diese zu stellen:

- Wie ist das Verhalten des Kindes in der Schule, zu Hause, im Supermarkt oder bei den Mahlzeiten?
- Warum verhält sich das Kind bei verschiedenen Menschen so unterschiedlich?
- Welchen Einfluss haben verschiedene Arten von Lebensmitteln?
- Welches sensorische Bedürfnis steckt hinter den sich wiederholenden Verhaltensweisen?
- Wie gehen Geschwister, Großeltern, Eltern mit den Herausforderungen um, die der Autismus mit sich bringt – was sind ihre Sichtweisen?

Es folgte eine Phase im Rahmen unserer Forschung, in der einer oder beide von uns bei den Kindern zu Hause übernachteten. («Ja, wir kommen zum Übernachten!») Wir sagten zu den überraschten Eltern: «Wir würden gerne vorbeikommen und für zwei oder drei Tage bei Ihnen zu Hause wohnen. Wir würden gerne Ihr Kind in seinem Alltag ein paar Tage lang wirklich beobachten.» Wir sind den Familien in Indien und Singapur dankbar, dass sie dieser ungewöhnlichen Bitte nachgekommen sind und uns bei sich zu Hause empfangen haben.

Durch diesen Ansatz wurden unsere medizinischen Fragestellungen auch zu sozialen, pädagogischen und umweltbezogenen Fragen. Wir waren aufgefordert, unsere eigenen beruflichen Strukturen zu verlassen und unsere Kreise zu erweitern, um in einer dynamischen und sich entwickelnden therapeutischen Gemeinschaft zusammenzuarbeiten, die auch die Eltern einschließt. Dieses Buch erzählt die Geschichte dieser Zusammenarbeit – denn die Geschichte, der Prozess und das Ergebnis sind eng miteinander verbunden.

Auf dem Weg dorthin war es notwendig, die professionellen Konzepte und Methoden wärmer und menschlicher zu gestalten. Was die Ergebnisse anbelangt, so gab es viele Misserfolge und Enttäuschungen, aber auch ein gewisses Maß an Hoffnung und einige verblüffende Erfolge. Grundsätzlich lässt sich sagen, dass starre, kurzsichtige Sichtweisen und heroische Alleingänge einfach nicht funktionierten (zumindest nicht für lange Zeit). Die Kinder selbst sind immer und ausnahmslos unsere Berater und Lehrer.

Wir hatten das Glück, während der letzten zehn Jahre eine Gruppe von Kindern in Indien auf ihrem Weg von der Kindheit ins Jugend- und Erwachsenenalter zu begleiten. Einige dieser Kinder lernten wir zum ersten Mal kennen, als sie zwischen sieben und zehn Jahren alt waren und einen schweren nonverbalen Autismus aufwiesen. Die meisten der Zitate in diesem Buch stammen von diesen indischen Kindern mit einer Vorgeschichte von schwerem Autismus. Nach und nach konnten wir beobachten, wie sich die Fähigkeit zur Kommunikation und zum Schreiben mit Hilfe eines Computers, eines Stifts oder des gesprochenen Wortes entwickelte. Was aus ihren zuvor stummen Seelen hervorkam, war sowohl für uns als auch für ihre Umgebung ein Schock und eine Überraschung zugleich.

Nach außen hin schienen sie ungebildet, emotionslos, weltfremd, unberechenbar und sogar anfällig für Gewaltausbrüche. *In ihrem Inneren* jedoch waren sie erstaunlich aufnahmefähig, intelligent, sensibel und empathisch, weit mehr als die meisten erwartet hatten. Diese Kinder haben bewiesen, dass sie in der Lage sind, die Stimmung und die Gefühle der Menschen um sie herum wahrzunehmen und ihre Gedanken dazu auszudrücken. Sie schreiben auch über ihre Ziele und Hoffnungen – ihren Wunsch, die Welt um sie herum zu verändern. Dies hat unsere Forschung und unsere Ideen bereichert.

Der ursprüngliche Anstoß für dieses Buch kam aus einem Seminar über Autismus, das Gene Gollogly im März 2017 an der New York University organisierte. Die Inspiration zum Schreiben des Buches kam von den Kindern selbst, durch ihre Mitteilungen, ihre Worte und ihren starken Willen, mit uns zu kommunizieren. Manchmal war es, wie Tagore es in dem obigen Zitat ausgedrückt hat, ein «Schrei» wie von einem «Narren», der um Übersetzung bittet. Dies ist einer der Leitgedanken dieses Buches – dass Verhalten Sprache ist und dass diese Kinder erleichtert sind, wenn sie auf einen fähigen Übersetzer treffen. Die Tagung in New York war die erste Gelegenheit, bei der wir unsere Sichtweise zusammen mit den Worten der Kinder selbst vorstellen konnten. Es war beeindruckend und unerwartet für uns, dass die getippten Worte unserer nonverbalen, schwer autistischen Kinder, so viele tausend Meilen entfernt in Südindien, in einem Raum mit Blick auf die Skyline von New York City erklingen würden. Die Anwesenden spürten an diesem Wochenende die Kraft der Worte der Kinder, und dieses Buch ist eben diesen Kindern gewidmet – im Dienste dessen, was sie selbst als ihre Mission auf Erden bezeichnet haben: Operation Liebe.

«Begegne mir, so wie ich bin» ist ein Gedicht, das Prasaad, ein junger Mann mit Autismus-Spektrum-Störung (ASS), in Chennai / Südindien, an seinen Lehrer geschrieben hat.

Lerne mich kennen in den guten Zeiten
Lerne mich kennen in den verrückten Zeiten
Begegne mir, wo der Fluss sich teilt
In die Wogen des Meeres

Begegne mir, wenn ich weit weg bin
Begegne mir, wenn dir kalt ist
Begegne mir, wenn die Welt endet
Auf unserem Boot auf dem Fluss

Begegne mir, wenn die Sonne verblasst
Begegne mir, wenn ich weine
Begegne mir, wenn der Morgen endet
Bis zum Ende des Lebens

Begegne mir, wenn ich tanze
Begegne mir, so wie ich bin
Begegne mir in diesem Raum von
Schuld und Hoffnung im Inneren

Begegne mir in unserer Liebe
Begegne mir in unserem Kummer
Begegne mir, wie ich in dir bin
Um für immer und ewig zu sein.

Viele Forscher und Forscherinnen haben daran gearbeitet, die Herausforderungen, die jedes Kind mit Autismus an uns stellt, zu bewältigen. Wir möchten die Arbeit so vieler anerkennen, die sich für ein Verständnis von Autismus eingesetzt haben, das evidenzbasierte materialistische Wissenschaft mit einer Würdigung der Realität von Seele und Geist des Menschen und einer sorgfältigen Untersuchung der Bedeutung von Krankheit in Einklang bringt. Wir sind der Meinung, dass Autismus von seinem Wesen her über eine reduktionistische materialistische Sichtweise hinausreicht und auf das Wirken von Seele und Geist bei Geburt und Heranwachsen unserer Kinder hinweist. Unsere Absicht war es immer, uns von den objektiven Fakten selbst leiten zu lassen und diese zu uns sprechen zu lassen.

1
Unsere Geschichten: Die Reise zur Begegnung mit Autismus

«Ich bin Sabari, dein Zeuge, dein Wächter,
dein Biograf und dein Autor.
Ich habe vor, deine Geschichte zu schreiben,
denn es ist auch meine Reise. Ich bin dein Spiegel der Sonne.»
– Sabari, im Alter von 18 Jahren, Brief an Lakshmi, Dezember 2016

Lakshmis Geschichte

Als junge Ärztin war ich in öffentlichen und staatlichen Krankenhäusern in Chennai und Hyderabad, Südindien, beschäftigt, während ich eine Facharztausbildung in Pädiatrie und Neonatologie (Neugeborenenmedizin) absolvierte. Auf der größten Intensivstation der Stadt beunruhigte es mich, Kinder und Babys im selben Raum wie Erwachsene zu sehen, ohne dass speziell geschultes Personal vor Ort war.

Ich hatte die Vision, etwas Besseres zu schaffen, und innerhalb weniger Jahre gründete ich die erste private pädiatrische Intensivstation im CDR Hospital Hyderabad. Ich bildete das gesamte Personal selbst aus, und wir konnten eine eigene Abteilung für Kinder und Babys einrichten. Später gründete ich mein eigenes privates Krankenhaus namens «Little Hearts Children's Hospital». Als praktizierende Ärztin für Neugeborenen-Intensivmedizin, die die Station für Tertiärversorgung leitete, war ich sehr beschäftigt. Zusätzlich zu den zwanzig Betten der Neugeborenen-Intensivstation gab es noch eine Ambulanz. Das war auch mein Zuhause, ich lebte und arbeitete dort.

Little Hearts wurde in Hyderabad als Kompetenzzentrum für Risikoschwangerschaften und die Betreuung von Neugeborenen bekannt. Ich war damit beschäftigt, Neugeborene mit hohem Risiko auf Entwicklungsprobleme zu untersuchen und arbeitete dabei mit einem Team von Physiotherapeut:innen und ausgebildeten Krankenpfleger:innen zusammen, um Entwicklungsanalysen durchzuführen und frühzeitig einzugreifen. Wir kümmerten uns um Kinder mit Zerebralparese, Downsyndrom, Sprachverzögerung und ADHS sowie um Frühgeborene und taubstumme Kinder. Außerdem besuchte ich regelmäßig die Spastische Gesellschaft. Little Hearts erlangte auch einen guten Ruf in der Stadt, da wir Babys und Kleinkindern mit Entwicklungsverzögerungen unterstützten.

Ich bekam immer mehr Familien mit Kindern mit Aufmerksamkeitsdefizit- und Hyperaktivitätssyndrom zu sehen. In meiner Praxis fiel mir auf, dass diese Kinder oft an einer Verdauungsschwäche oder Nahrungsmittelunverträglichkeit litten oder Entwicklungsverzögerungen aufwiesen.

Die Arbeit mit Ernährungsprogrammen, bei denen verarbeitete Lebensmittel, Weizen und Milch vermieden werden, war daher einer der ersten Schritte, um diese Kinder zu unterstützen. Ich schlug eine gluten- und kaseinfreie Ernährung vor, wobei die gesamte Familie, wo immer möglich, diesem neuen Lebensstil folgen sollte. Ich stellte fest, dass sich Aufmerksamkeit und Verhalten der Kinder deutlich verbesserten, wenn die ganze Familie ihre Ernährungsgewohnheiten und ihren Lebensstil umstellte und Abendessen und Schlafenszeit vor 19 Uhr angesetzt waren. Bei einigen Kindern mit schwerem ADS / ADHS trat eine vollständige Besserung ein. Natürlich sprachen auch einige ADHS-Kinder nicht allein auf die Ernährung an.

Etwa zu dieser Zeit hatte ich meine erste Begegnung mit Autismus. Was mich dabei tief beeindruckte, war, dass ich für dieses Kind nicht zu existieren schien. Es gab keine Unterscheidung zwischen mir als Person und meinem Stethoskop, als das Kind die Hand ausstreckte und mir das Gerät vom Hals zog. Es war für mich zutiefst verstörend, einem Kind zu begegnen, das die Gegenwart eines anderen Menschen im Raum nicht wahrnimmt. Dieser Eindruck, dass er *Objekte* klar wahrnehmen konnte, *mich* aber nicht wahrzunehmen schien, beschäftigte mich noch lange Zeit. In den folgenden Monaten kamen noch mehr Kinder dieser Art zu mir in die Klinik, und ich begann, Fragen zu stellen. Ich legte eine neue Akte an, in der ich alles über diese Kinder, die nicht leicht zu behandeln waren, festhielt. Viele andere Einrichtungen weigerten sich, sie aufzunehmen. Diese Reise, die vor mehr als fünfundzwanzig Jahren begann, ist zu meinem Weg geworden.

In den ersten Jahren beschäftigte ich mich vor allem mit Ernährungsprogrammen und der Erforschung aller möglichen Wege zur Reinigung des Darms, einschließlich antimykotischer Behandlungen und verschiedener Nahrungsergänzungsmittel. Die ayurvedische Medizin hat ihren Ursprung in Südindien, und die Arbeit und Forschung in Zusammenarbeit mit traditionellen ayurvedischen Ärzt:innen gab mir die Möglichkeit, schnell zu ganzheitlichen, ausgewogenen, individuell gestalteten Konzepten überzugehen, die so wenig wie möglich auf Nahrungsergänzungsmitteln oder pharmazeutischen, chemisch hergestellten Medikamenten basierten.

Meine ersten Beobachtungen im Rahmen dieser Verbesserung der Darmfunktion waren, dass sich der Schlaf verbesserte und die Bewältigung des Alltags mit den Kindern zu Hause einfacher wurde.

Die gleichzeitige Arbeit mit Programmen zur Förderung der sensorischen Integration sowie mit der unmittelbaren Umgebung des Kindes zu Hause und in der Schule bildete den Ausgangspunkt für den Aufbau therapeutischer Gemeinschaften für das jeweilige Kind.

Zu dieser Zeit begann ich auch, mit Karnatischer Musik zu arbeiten, die später mit zwei erfahrenen Musiktherapeut:innen fest im Lehrplan der heilpädagogischen Schule verankert wurde. Ich stellte fest, dass die Kinder eine Brücke zu Rhythmus und Musik schlagen konnten. Karnatische Musik ist eine traditionelle einheimische Musik, die eine tiefe Verbindung zu den jahrhundertealten Traditionen des hinduistischen Südindiens aufweist. Sie weist auch einen medizinischen Aspekt im Sinne der Musiktherapie auf und orientiert sich an der Natur, z. B. an den Jahreszeiten und dem Tag-Nacht-Zyklus. Kinder, die sonst nicht in der Lage waren, Anweisungen zu folgen, konnten dadurch stillsitzen und den Rhythmus durch Klopfen der rechten Hand auf den Oberschenkel nachahmen. Auf diese Weise wird die Karnatische Musik traditionell gelehrt – hauptsächlich durch den Rhythmus (*Tala*). Es gibt spezielle Melodien (*Ragas*), die auf die Reinigung und Stärkung des Darms ausgerichtet sind.

Zu dieser Zeit stieß ich auch auf das Werk Rudolf Steiners – Waldorfpädagogik und anthroposophische Medizin. Die gleichzeitige intensive Beschäftigung mit Anthroposophie und Ayurveda hat mir auf diesem ersten Teil der Reise zum Verständnis von Kindern mit Autismus-Spektrum-Störung sehr geholfen.

Unser erstes «Sommercamp» für diese Zielgruppe fand in

den Jahren 2003–2004 statt. Es war ein sechswöchiges Programm mit einem einfachen Lehrplan. Meine Töchter hatten Sommerferien und brauchten etwas zu tun – sie wurden zu tatkräftigen Helferinnen, die mit den Kindern traditionelle Spiele spielten. Diese Spiele fördern die Fein- und Grobmotorik, die Aufmerksamkeit und die soziale Interaktion. Auf dem Lehrplan standen Ernährung, traditionelle indische Spiele und Musik.

Ich habe hauptsächlich einfach nur zugesehen und jedes Kind aufmerksam beobachtet. Ich sah, dass bei diesen Kindern die Sinne nicht zu einem Gesamtbild verschmolzen. Das veranlasste mich, alles zu lesen, was ich über sensorische Integration finden konnte. Ich reiste nach Kerala, um traditionelle Ärzt:innen zu treffen und von ihnen zu lernen. Die ayurvedischen Texte sprechen von «elf Sinnen plus eins». Ich war neugierig darauf, da Rudolf Steiner auch von zwölf Sinnen spricht. Ich beobachtete die Kinder und kam zu dem Schluss, dass jedes Kind ganz individuelle sensorisch-motorische Verarbeitungsprobleme hat.

Nach dem Sommercamp ging es vielen Kindern besser. Die Eltern sagten allesamt: «Wir wollen bleiben!» Ich versuchte, ihnen Programme für zu Hause anzubieten, aber sie wollten nicht nachgeben: Sie wollten ein Angebot außerhalb ihrer eigenen Wohnung. Wir mussten einen Raum finden, in dem ich meine Arbeit mit diesen Kindern außerhalb von meiner eigentlichen neonatologischen Praxis und meinen Verpflichtungen im Little Hearts Children's Hospital fortsetzen konnte. So gründete ich in Zusammenarbeit mit meiner Kollegin Dr. Swapna Narendra das Saandeepani Centre for Healing and Curative Education. Zu den Gründungsmitgliedern gehörten die Physiotherapeuten Sridhar und Sushmitha Reddy.

Die Geburtsstunde von Saandeepani

Ich habe den Namen Saandeepani aufgrund meiner Begegnungen und Erfahrungen in der Arbeit mit diesen Kindern gewählt. Der Name stammt aus der Hindu-Mythologie. In den ersten Jahren, in denen ich mit Kindern mit Autismus-Spektrum-Störung zu tun hatte, stellte ich mir die folgenden Fragen:

- Wer unterrichtet hier wen?
- Geben uns diese Kinder die Möglichkeit, auf unsere innere Berufung zu hören?
- Unterrichten wir sie? Wenn ja, in welchen Bereichen?

Etwa zur gleichen Zeit hörte ich eine Geschichte von einem Freund, der im vedischen Wissen sehr bewandert ist:

> *Saandeepani war ein sehr, sehr alter Mann, der zu der Zeit lebte, als Krishna geboren wurde und als achte Inkarnation des Gottes Vishnu auf die Erde kam. Krishna wurde für seine Eigenschaften des Mitgefühls, der Zärtlichkeit und der Liebe berühmt und ist eine der beliebtesten und am meisten verehrten indischen Gottheiten. Krishna ist Träger allen Wissens und wuchs heran, um der wundersame Führer des edlen und strebsamen Bogenschützen Arjuna im Hindu-Epos Mahabarata zu werden.*
>
> *Saandeepani war ein Lehrer. Am Ende seines Lebens unterrichtete er den kleinen Jungen Krishna.*
>
> *In der Geschichte sagt der siebenjährige Krishna zu seiner Mutter: «Es gibt einen Lehrer für mich, sein Name ist Saandeepani, bitte bring mich zu ihm.» Als sie ankamen, stand der alte Mann auf und begrüßte ihn mit den Worten: «Krishna, ich habe auf dich gewartet. Wenn ich dein Lehrer sein*

kann, wird dies meine letzte Aufgabe in diesem Leben sein. Es ist meine Bestimmung, dein Lehrer zu sein. Dies wird meinen Geist von der Erde befreien.»

Traditionell sitzt der Lehrer auf einem Podest und der Schüler auf dem Boden. Doch Saandeepani und Krishna saßen beide auf derselben Höhe. Es heißt, dass die Menschen, die zusahen, sich fragten: «Wer lehrt hier wen?»

Lehrt Saandeepani Krishna? Oder gibt Krishna dem Lehrer die Gelegenheit, seine Bestimmung zu erfüllen?

Bei der Arbeit mit dieser ersten Gruppe von Kindern mit Autismus in Südindien stellten sich einige von uns die gleiche Frage: Unterrichten wir sie? Oder finden wir unsere Bestimmung darin, ihnen zu begegnen und ihren Bedürfnissen zu dienen? So kam uns der Name Saandeepani in den Sinn.

Saandeepani wurde 2004 in einem kleinen Haus in der Nähe des Little Hearts Hospital gegründet. Zum Personal gehörten neben dem medizinischen Team auch eine engagierte Köchin und zwei ungelernte Lehrer, die sich den Kindern sehr verbunden fühlten.

Zusammenarbeit mit Eltern und Familien

*«Da wir die Wirklichkeit nicht ändern können, s
ollten wir die Augen ändern, die die Wirklichkeit sehen.»
– Nikos Kazantzakis, aus einem Brief an Greco*

Bei Saandeepani beschäftigte ich mich mit der Änderung des Lebensstils, der Erstellung von Ernährungsprogrammen und der Veränderung der häuslichen Umgebung, um die sensorischen Bedürfnisse der einzelnen Kinder zu berücksichtigen. Diese Arbeit beinhaltete auch viele Stunden mit den Eltern und manchmal mit den Großeltern. In manchen Situationen war auch die Zusammenarbeit mit den Geschwistern von Bedeutung. In den meisten Fällen war die Mutter die Hauptbetreuungsperson, aber wir hatten auch Väter, die die Rolle der aktiven Hauptbetreuungsperson übernahmen.

Wir veranstalteten Elternseminare zum Thema Ernährung und gesunde Entwicklung von Kindern und deren enger Beziehung zur sensorischen Umgebung. In diesen Sitzungen erforschten wir auch die kindliche Entwicklung durch die innere sensorische Erfahrung des Kindes, insbesondere in Bezug auf Sprache, Hyperaktivität und die ungewöhnlichen Verhaltensweisen, die wir bei diesen Kindern beobachteten. Wir stellten fest, dass viele Eltern durch die Teilnahme an diesen Seminaren eine Art Selbstheilung erfuhren.

Es gab Seminare, in denen die Eltern auf eine Reise zur Erforschung des Tastsinns mitgenommen wurden und grundlegende Massagetechniken erlernten. Dadurch wurden viele Eltern dabei unterstützt, ihre Kinder ins Bett zu bringen und Probleme zu Hause in den Griff zu bekommen.

Handarbeits- und Bastelgruppen mit den Eltern halfen dabei, bestimmte therapeutisch-sensorische Aktivitäten in das häusliche Leben zu übertragen. Viele Familien verfügten über Außen- und Innenspielbereiche, die auf die sensorischen Bedürfnisse ihres Kindes abgestimmt waren. Schaukeln und Schaukelstühle halfen Kindern mit Gleichgewichtsstörungen. Die Musiktherapeut:innen arbeiteten mit einzelnen Eltern zusammen und gaben dabei jedem Kind ganz spezifische Übungen und unterrichteten die Eltern.

Einige Eltern konnten das Kind auf eine neue Weise sehen, indem sie es durch meine Augen sahen. Ich habe die Eltern gebeten, vor dem ersten Gespräch eine Beschreibung ihres Kindes zu verfassen. Was die Eltern dabei über ihr Kind schrieben, und was ich nach dem ersten Treffen beschrieb, war oft sehr unterschiedlich. Wir nahmen uns Zeit und versuchten, uns gegenseitig und das, was wir sahen, zu verstehen. Dies trug dazu bei, eine herzliche Beziehung zwischen Eltern und Kind aufzubauen, und veränderte auch die Art und Weise, wie die Eltern das Kind erlebten.

Dies verringerte die Angst der Eltern vor Verhaltensproblemen und führte zu mehr Offenheit und Wohlwollen bei der Arbeit mit dem Kind zu Hause. In manchen Situationen fanden die Mütter die Gelassenheit, ihren Lebens- und Berufsweg weiterzuverfolgen. Einige Eltern fanden einen Sinn darin, anderen Eltern, die in Not sind, zu helfen. Wir sahen Eltern, die neue Initiativen starteten, um mehr Kindern zu helfen, während sie eine sonderpädagogische Ausbildung absolvierten und sich als Therapeut:innen, Helfer:innen und Assistent:innen weiterbildeten.

Geschwister waren immer ein wichtiger Teil des Lebens in Saandeepani. Auch bekamen die Familien immer wieder neuen Nachwuchs, was einen großen Unterschied in der Familiendynamik bedeutete. Für die Eltern war es eine positive, warme Erfahrung, Zeuge dessen zu sein, was wir normale kindliche Entwicklung nennen. Es war beruhigend, befreite von Schuldgefühlen und trug auch dazu bei, dass das Kind mit Autismus in seiner eigenen Art zu leben respektiert wurde.

Die Beziehung zwischen dem Kind mit Autismus-Spektrum-Störung und seinem Geschwisterkind war etwas Besonderes, und bei vielen Gelegenheiten erlebten wir große

Entwicklungssprünge. Später, wenn die jüngeren Kinder erwachsen wurden, war es faszinierend, wie sie ihre autistischen Geschwister erlebten und beschrieben. Es gab Situationen, in denen Geschwister besondere Zeit und Raum brauchten, in denen sie ihre Gefühle ausdrücken konnten. Einmal im Jahr feierten wir den «Geschwistertag» und gestalteten dabei einen besonderen Tag nur für sie. Bei Bedarf haben wir die Geschwister auch in praktische pädagogische und therapeutische Aktivitäten einbezogen.

Die anfängliche Arbeit in Saandeepani war geprägt von der herzlichen Zusammenarbeit zwischen Ärzt:innen, Therapeut:innen und Eltern. Es herrschte eine Atmosphäre der Entdeckerfreude. Zunächst entwickelten wir ein Elternbildungsprogramm, das sich aus den Anfragen von Eltern entwickelte, die mehr über die kindliche Entwicklung, Ernährung, Verhalten und sensorische Verarbeitung lernen wollten, um ihren eigenen Kindern mit Autismus zu helfen. Einige der Eltern, die an diesen Kursen teilnahmen, begannen bei Saandeepani zu arbeiten, andere studierten später Sonderpädagogik und wurden Lehrer:innen. Die folgende Fallstudie zeigt einen typischen Fall in Südindien.

Sai Keerthana: Ein Geschenk Gottes

Keerthana … unser zweites Kind und die einzige Tochter in unserer Familie, wurde acht Jahre nach der Geburt unseres Sohnes Kalyan geboren. Ihre Mutter war sehr zuversichtlich, dass sie ein weibliches Kind zur Welt bringen würde. Keerthanas Mutter verbrachte die gesamten neun Monate der Schwangerschaft damit, heilige Bücher zu lesen und klassische Musik zu hören. Daher träumten wir davon, dass das Kind auf jeden Fall Tanz und Musik lieben würde.

Es war der 12. März 2000, um 20.44 Uhr, dieser glücklichste Moment – als ihre Mutter Keerthana zur Welt brachte. Keerthana war sehr hübsch und hatte ein Geburtsgewicht von 3.5 kg. Es war eine natürliche Geburt. Nachdem sie den Schrei des Babys gehört hatte, fragte meine Frau den Arzt: «Ist es ein Mädchen?» Der Arzt antwortete: «Ja, es ist ein wunderschönes kleines Mädchen.» Wir feierten den Tag wie nie zuvor. Es war das erste Baby, das von ihrem Bruder Kalyan gehalten und geküsst wurde. Schon am nächsten Tag wurde ich in meiner Organisation in den Offizierskader befördert. Keerthana ist ein Geschenk für uns.

Nach ihrer Taufe am einundzwanzigsten Tag wurde ich nach Neu-Delhi versetzt. Es waren diese Tage, an denen wir jeden Moment mit Keerthana genossen. Ihr erstes Lächeln, Drehen, Krabbeln, ihre ersten Worte, Sitzen, der erste Zahn, ihre ersten Schritte im elften Monat und schließlich das Laufen – wir feierten jeden Moment. Kalyan genoss jeden Augenblick seiner Vergangenheit durch Keerthanas Gegenwart. An ihrem ersten Geburtstag begrüßte sie jeden einzelnen Gast. Sie tanzte mit anderen Kindern zur Musik. Sie rannte regelmäßig von der Küche ins Fernsehzimmer, wenn sie die Lieder, die Werbung und die Titelmusik der täglichen Serien hörte. Die ersten Impfungen hat Keerthana rechtzeitig erhalten. Sie ahmte ihre Mutter beim Fegen, Wischen und Putzen im Haushalt nach. An den Abenden spielte sie mit gleichaltrigen Kindern. Im Alter von zwanzig Monaten hat sie dann angefangen, in regelmäßigen Abständen lange zu weinen. Sie schenkte uns keine Aufmerksamkeit mehr und reduzierte auch den Blickkontakt. Sie liebte es, allein zu sein. Ihr Sprachvermögen verbesserte sich nicht. Sie sagte nur noch «Amma [Mama] und Ammamma». Sie weinte zwölf bis fünfzehn Stunden am Tag. In der Nacht konnte sie nicht schlafen und schlief am frühen Morgen nur zwei bis drei Stunden. Sie war den ganzen Tag über unruhig. Es war eine große Verwirrung für uns, was mit unserem geliebten Kind geschah.

Wir konsultierten sofort einen HNO-Arzt, den uns Keerthanas Hausarzt empfohlen hatte. Der Spezialist führte eine Audiometrie bei ihr durch und stellte keine Hörprobleme fest. Er riet uns, in die Spielgruppe zu gehen, damit sie dort mit anderen Kindern spielen kann. Er äußerte auch seine Besorgnis hinsichtlich der Verschlechterung der Sprache – auch wegen der Vermischung der Sprachen Hindi und Telugu. Wir gingen mit ihr in eine Spielschule, aber es nützte nichts. Sie weinte immer mehr und fing an, mit den Händen zu fuchteln. Dies war die schrecklichste Zeit in unserem Leben, in der wir Keerthana nicht verstehen konnten. Sie wurde drei Jahre alt und sprach nicht, hatte kaum Augenkontakt, keine Sozialisierung und keine Nachahmung. Dann wurden wir an eine Kinderärztin für Entwicklungsstörungen überwiesen – Dr. Praveen Suman. Nachdem sie sie zehn Minuten lang beobachtet hatte, äußerte sie ihren Verdacht auf Autismus. Das war das erste

Mal, dass wir dieses Wort hörten. Es wurden viele Tests durchgeführt: CT-Scan, EEG, Schilddrüse usw. Die Befunde waren normal. Unsere Ärztin erklärte uns, dass Autismus eine Erkrankung ist, die die Kommunikation und die Sozialisierung beeinträchtigt. Sie schlug vor, dass wir einen Therapeuten für Verhaltensmodifikation aufsuchen sollten. Keerthana wollte jedoch nicht mitmachen, und gleichzeitig war er nicht in der Lage, mit ihr umzugehen. Wir besuchten einige Einrichtungen und Therapeut:innen in Delhi. Niemand konnte uns geeignete Empfehlungen geben. Allmählich wurde uns klar, dass Autismus eine Behinderung ist, die nicht so einfach geheilt werden kann. Zu dieser Zeit wurde ich krank und war vier Monate lang bettlägerig. Daher konnte sich ihre Mutter in dieser Zeit nicht um sie kümmern. Als Keerthana vier Jahre alt war, wurden wir nach Zaheerabad versetzt, das 100 km von Hyderabad entfernt ist. Wir besuchten das National Institute of Mental Health in Hyderabad weiterhin zweimal pro Woche für Therapien. Doch auch dort erhielten wir wegen des häufigen Wechsels der Therapeut:innen keine ausreichende Unterstützung. Niemand konnte erklären, wo und wie man mit dem Behandlungsprogramm für Keerthana beginnen sollte.

Ihr Bruder Kalyan war ebenfalls sehr besorgt um seine Schwester. Wir beteten zu Gott, er möge ihr den richtigen Weg zur Besserung zeigen (nicht nur Hindu-Götter, sondern auch Götter anderer Religionen).

Schließlich wurde ich nach Hyderabad versetzt. Wir trafen Dr. Usha Naik, Professorin für Kinderpsychiatrie im Niloufer Hospital. Sie riet uns, Milch- und Weizenprodukte sofort abzusetzen, und gab uns auch einige Rezepte mit. Wir stellten fest, dass Keerthana nach Einführung der gfcf-Ernährung (glutenfrei, kaseinfrei) weniger weinte und dass sich ihr Schlaf etwas verbesserte. Dr. Naik erläuterte uns die Sensorische Integrationstherapie. Dabei hörten wir von Dr. Lakshmi Prasanna und ihrer Arbeit mit den Sinnen.

Wir trafen Dr. Lakshmi Prasanna am 5. April 2007 und erzählten ihr Keerthanas Geschichte. Sie ist die einzige Ärztin, die sich bei einem einzigen Termin mehr als zwei Stunden Zeit nehmen konnte. Sie sagte uns, dass Keerthana noch aus der geistigen Welt kommt und wir versuchen müssen, sie zu verstehen. Sie erklärte uns die sensorische Integration und ihre Bedeutung für autistische Kinder. Sie versicherte uns, dass sich Keerthanas Verhalten verbessern würde, und ermutigte uns mit ihren wertvollen Vorschlägen. Sie lobte Dr. Usha Naiks Einsatz für autistische Kinder.

Dr. Lakshmi empfahl uns, die Essens- und Schlafrhythmen einzuhalten. Außerdem schlug sie vor, ihr zweimal täglich Ragisuppe zu geben, die ein natürliches Chelatbildner-Mittel ist. Dies bewirkte eine große Veränderung bei Keerthana. Sie schlief nun nachts acht Stunden lang. Das war eine große Erleichterung für uns.

Dr. Lakshmi schlug uns vor, Keerthana für das Sommerlager in Saandeepani anzumelden. Keerthana nahm wie vorgeschlagen in Saandeepani teil und wir konnten eine Verbesserung bei ihr beobachten. Ihr Blickkontakt verbesserte sich und ihre Unruhe nahm ab. Während dieser Zeit konnten wir beobachten, dass Keerthana in der Lage war, ihre Bedürfnisse zu äußern. Sie begann mitzuteilen, wenn sie Hunger hatte oder auf die Toilette musste. Wir bekamen den Bericht über den samstäglichen sonderpädagogischen Unterricht von Keerthana. Wir waren überrascht über ihre Kenntnisse und Fähigkeiten. Wir probierten alle Aktivitäten aus, die in der Schule praktiziert wurden. Sie konnte alles machen.

Unser Vertrauen in Saandeepani wurde stärker und wir beschlossen, sie für den regulären Unterricht anzumelden. Wir baten Dr. Swapna um die Aufnahme. Dank Dr. Swapna und Dr. Lakshmi wurde Keerthana am 21. Januar 2008 in die regulären Klassen aufgenommen. Wir möchten unsere Dankbarkeit für Saandeepani zum Ausdruck bringen. Das Personal der Schule bringt viel Geduld und Liebe für die Kinder mit besonderen Bedürfnissen auf. Keerthana hat sich in der Schule in kurzer Zeit eingelebt. In Saandeepani werden die Kinder nicht zu bestimmten Aktivitäten gezwungen. Sie werden wie Engel auf Erden behandelt. Wir beobachten in Saandeepani eine individuelle Betreuung. Sie konzentrieren sich mehr auf berührungsbezogene Themen. Keerthana begann, selbst zu essen, ihre Schuhe anzuziehen und viele Routinetätigkeiten selbstständig zu erledigen. Dr. Lakshmi kehrte im Januar 2008 nach Indien zurück. Sie führte viele Elternseminare durch. Dies trug dazu bei, dass wir eine positive Einstellung gewannen. Keerthana interagiert jetzt mit dem Personal und anderen Kindern in Saandeepani. Mit ein wenig Unterstützung macht sie ihre Sache sehr gut. Saandeepani hat uns und unserer Tochter neues Leben geschenkt. Heute sind wir in der Lage, die Herausforderung anzunehmen und uns ihr zu stellen.

Lang lebe Saandeepani!
AVVS Murthy (Vater von Keerthana)

Anmerkung: *Keerthanas Mutter wurde bei Saandeepani zur Lehrerin ausgebildet und hilft nun bei der Fortbildung für andere Eltern.*

2006 wurde ich eingeladen, an einem Projekt zur Lepraforschung in Kathmandu mitzuarbeiten. Dort lernte ich Michael Kokinos, einen Physiotherapeuten aus Australien, kennen. Wir arbeiteten zusammen, um einem querschnittsgelähmten Kind namens Pabi zu helfen, das in einem Waisenhaus für Leprapatient:innen lebte. Diese Begegnung hatte eine dynamische Wirkung auf uns beide, die wir bis heute in unserem Arbeitsleben spüren können!

Die Begegnung veränderte den Umfang und die Bandbreite meiner Arbeit mit Kindern mit Autismus-Spektrum-Störung und gab all dem, was bis dahin durch mich allein geschehen war, neue Farben und Töne.

Michael und ich begannen, umfangreiche Schulungen für Sonderpädagog:innen und Therapeut:innen anzubieten, hauptsächlich in Chennai. Wir besuchten auch viele andere Städte in Indien, um uns auszutauschen, zu forschen, zu wachsen und ein wirksames Konzept zu entwickeln.

Wir reisten gemeinsam und lebten bei den Familien, was uns oft in eine Arbeitsbeziehung mit drei Generationen von Verwandten brachte. Der Schlüssel unseres sich entwickelnden Arbeitskonzepts bestand darin, mit jedem einzelnen Kind als Team zu arbeiten und ihm zu zeigen, was da ist:

- der Arzt, der daran arbeitet, den Darm zu heilen und die Familiendynamik unterstützt.
- Therapeut:innen, die aus einem tiefen Verständnis der zwölf Sinne heraus mit ihren Händen arbeiten und auch Craniosacraltherapie anbieten.

Michael brachte auch seine Begeisterung für Rhythmus und Bewegung in unsere Arbeit ein – inspiriert durch seine griechischen Vorfahren! Wir boten viele Formen von Schulungsprogrammen für Lehrer:innen, Therapeut:innen und Eltern an, die Themen wie kindliche Entwicklung, sensomotorische Koordination, Arbeit mit den zwölf Sinnen und sensorische Integration sowie strukturierte rhythmische Bewegung abdeckten. Die Kurse fanden in Wohnungen von Eltern, in medizinischen Zentren und in Schulen statt.

Das Einzigartige an dieser zehnjährigen Reise war der Aufbau therapeutischer Gemeinschaften und deren Vernetzung. Unsere regelmäßigen, rhythmisch wiederkehrenden Reisen zwischen all diesen Gruppen im ganzen Land erzeugten ein Netzwerk, das sie alle miteinander verband und sie dennoch in ihrer Arbeit, in ihren jeweiligen Organisationen, frei ließ. *Individualisierung mit Vernetztheit* – das ist für mich eine der wichtigsten therapeutischen Leitlinien für Autismus.

Michaels Geschichte: Meine therapeutische Vorbereitung auf die Begegnung mit Autismus

Aufgewachsen in einer griechischen Familie in Melbourne, Australien, entschied ich mich für das Studium der Physiotherapie. Während des Studiums wurde mir bewusst, dass ich viele Fragen in mir hatte, die mir meine Dozent:innen nicht beantworten konnten. Ich studierte sowohl an der Melbourne University School of Medicine als auch an der Lincoln Institute School of Physiotherapy. Während ich mit Begeisterung Anatomie, Kinesiologie und Physiologie studierte, fühlte ich mich von den Geheimnissen der Verflechtung von Körper und Psyche geradezu angezogen. Aber die Studieninhalte konzentrierten sich auf die materialistische, biomedizinische Wissenschaft.

Jede Woche übten wir sechs Stunden lang in einem großen Saal mit Tischen, auf denen unter weißen Laken mit Formaldehyd konservierte menschliche Leichen lagen, das Sezieren. Im ersten Jahr sezierte ich alle Muskeln und Nerven der Gliedmaßen. Eines Tages fand ich auf dem Tisch neben unserem Kadaver eine Reihe von elektrischen Instrumenten. Wir wurden angewiesen, eine kreisförmige Linie um die Stirn zu ziehen und den Schädel mit Säge, Bohrer, Hammer und Meißel zu entfernen. Der Anblick von sechs Studierenden an einem Tisch, die an einem Schädel sägten und hämmerten, war wie in einem Horrorfilm, und viele Studierende wurden ohnmächtig an diesem Tag. Nach einer Stunde mühsamer Arbeit mit den Werkzeugen – ich arbeitete mit Hammer und Meißel, um die Schädeldecke zu entfernen – spritzte plötzlich Flüssigkeit aus dem Schädel, und die Arbeit war getan … Dann hielt ich behutsam ein menschliches Gehirn in meinen Händen – was für ein Moment für einen Neunzehnjährigen – das Wunder seiner schönen Form, seiner Symmetrie und das stumpfe Wissen, dass das, was ich in den Händen hielt, nun *leblos* war. Genau in diesem Moment kamen meine Fragen wieder: Woher kommt das lebendige Wesen? Was bringt dieses Fleisch aus der Trägheit zum Leben und schafft Bewegung, Lachen, eine menschliche Persönlichkeit? Ist jeder von uns nur das Produkt von Chemie und elektrischen Impulsen in einem Gehirn? Was ist der Unterschied zwischen diesem Gehirn, das ich in der Hand halte, und dem in meinem Schädel?

Ich wechselte in den klinischen Fachbereich der Neurologie und wurde im Laufe der Jahre zu einem Spezialisten für neurologische Rehabilitation im Krankenhaus. Viele Jahre lang bestand meine tägliche Arbeit darin, Patient:innen zu helfen, die nach einem Schlaganfall, einer Hirnverletzung oder durch Multiple Sklerose gelähmt waren. Mir wurde klar, dass die Hirnforschung ein Gebiet voller Theorien und Möglichkeiten war, aber kein wirklicher wissenschaftlicher Konsens bestand. Rückblickend kann ich sagen, dass einige der Erfahrungen, die ich in diesem Lebensabschnitt gemacht habe, mich auf unterschiedliche Weise darauf vorbereitet haben, dem großen Rätsel des Autismus zu begegnen. Im Folgenden möchte ich die Geschichten dieser Erfahrungen erzählen.

Koma-Pflege: Garys Erwachen

Gary war ein dreißigjähriger Vater von zwei Kindern, der bei einem Autounfall eine schwere Kopfverletzung erlitten hatte und daraufhin im tiefen Koma lag. Es gab eine ganze Reihe anderer unglücklicher Patient:innen, die sich in einem ähnlichen Zustand befanden, und die Physiotherapieabteilung teilte ein Team ein, das täglich passive Bewegungen durchführte, um die Muskeln und Bänder beweglich und flexibel zu halten und Steifheit und Spastik zu vermeiden. Im Alter von fünfundzwanzig Jahren wurde ich zusammen mit einigen Kolleg:innen diesem Team zugeteilt.

Bei der Verwendung des ‹Kipptisches› mussten zwei von uns das Eigengewicht von Garys Körper auf einen gepolsterten Tisch mit einer großen Fußplatte heben. Dicke Gurte hielten seine Knöchel, Knie, Hüften und den Brustkorb in Position, dann kippte der elektrische Tisch von der Horizontalen in die Aufrechte, was einer ‹stehenden Position› im Raum nahekam. Auf diese Weise wurde das Gewicht auf die Beine verlagert, um die Knochenmineralien zu stärken, und gleichzeitig war es möglich, Finger, Hände und Arme zu strecken und zu bewegen.

Stellen Sie sich diese Szene vor: vier oder fünf Komapatient:innen auf den Kipptischen, während die Therapeut:innen ihre Gliedmaßen passiv bewegen. Diese Behandlung fand jeden Morgen um 9.00 Uhr statt. Die Patient:innen waren völlig regungslos, unbeweglich, mit glasigen Augen und leerem Gesichtsausdruck und in der Regel tropfte es aus dem Mund. Einige dieser hirnverletzten Menschen lagen monatelang, ja sogar jahrelang, im Koma. Viele starben an den Komplikationen, die sich im Laufe der Zeit einstellten.

Haben Sie jemals einen Menschen im Koma gesehen? Es ist ein solches Rätsel – man sieht das menschliche Fleisch, lebendig mit schlagendem Herzen, pulsierenden Flüssigkeiten und Atem, aber wo ist das Bewusstsein? Da ist der Körper, aber wo ist das Geistige, das Bewusstsein? Was ist mit der Person geschehen? Wo ist sie hingegangen? Hat sie noch Empfindungen? Kann sie sehen oder hören?

Das war sozusagen der nächste Schritt im Vergleich zu den Leichen – der Tote hat Fleisch und kein Leben oder Bewusstsein; der Mann im Koma hat Leben – lebendiges Fleisch. Aber wo ist das Bewusstsein, die Persönlichkeit? Was das Koma betrifft, so lautet der allgemeine medizinische Konsens: Nein – sie sind hirngeschädigt und können daher nicht sehen, hören oder fühlen.

Es gab immer eine Reihe von Krankenhausangestellten, die mit diesen menschlichen Körpern respektlos umgingen. Als ob sie in einem Lagerhaus Kisten umräumen würden. Ich blieb optimistisch und suchte immer nach der kleinsten Reaktion, dem Flackern eines Auges oder der Bewegung der Finger, dem kleinsten Bewusstsein, auch wenn es keines gab. Ich lebte in der Hoffnung, einer Hoffnung ohne jeden Beweis oder Präzedenzfall. Ich kam zur Arbeit, begrüßte

Gary herzlich und sprach mit ihm, während ich seine Arme und Finger auf dem Kipptisch ausstreckte. Ich erklärte ihm, was ich tat, und dann redete ich einfach über das Wetter, über Fußball, über alles Mögliche, wochenlang.

Ein neuer ‹Physio› stieß zu unserem Team und brachte ein Radio mit großen Lautsprechern mit – er hörte gerne «Funky Wednesday», eine Soulmusiksendung, die von 9.00 bis 10.00 Uhr im Radio lief. Wir mochten Ben und seine Musik, und bald wurde der Mittwoch zu unserem Lieblingstag – die jungen Physios sangen mit, und wir bewegten die Arme und Finger wie bei einem Aerobic-Kurs im Rhythmus der Musik!

An einem dieser Mittwochmorgen ließen sich zwei der Physiotherapeut:innen von der Musik von James Brown im Radio mitreißen und fingen an, mit den Fingern zu zeigen und mit den Beinen zu treten, was zu einem lustigen Tanz führte. In dem Gewirr von Haaren und Gliedmaßen trat die Tänzerin Ben versehentlich genau zwischen die Beine und er ging zu Boden, krümmte sich und stöhnte (und übertrieb auch wie ein Komiker). Es war ein hysterisches Schauspiel, und der Rest des Teams lachte und lachte. Als unser Lachen verstummte, vernahm ich weiterhin ein tiefes, langsames und stöhnendes Lachen. Als wir uns umdrehten, sahen wir alle zu, wie Gary, der aufrecht auf seinem Kipptisch saß, lachte, hüpfte und sabberte und sogar einen seiner Arme hob! Seine Augen funkelten. Es war ein Wunder – Gary war aus dem Koma erwacht. Und es geschah an einem «Funky Wednesday». In den nächsten Monaten lernte er dank täglicher Physiotherapie und weiterer Therapien laufen, essen und sprechen und kehrte nach Hause zu seiner Familie zurück – mit einigen Beeinträchtigungen, aber definitiv nicht mehr im Koma.

Nachdem er sprechen gelernt hatte, erzählte mir Gary Wort für Wort einige der Dinge, die ich ihm gesagt hatte, während er im Koma lag. Er umarmte mich oft und weinte und sagte: «Das warst du! Danke, danke, dass du jeden Tag mit mir geredet hast, das war es, was mich in meinem Körper am Leben gehalten hat.»

Gary hat mich gelehrt, dass es *möglich ist, keinen körperlichen Ausdruck* zu haben – Blickkontakt, Sprache, nicht mal eine Bewegung – aber innerlich voll bewusst und präsent zu sein.

Das habe ich nie vergessen.

Die sozialen Auswirkungen der Krankheit eines Menschen

John war ein weiterer junger Mann mit einer ähnlichen Geschichte – Autounfall, Hirnverletzung, Koma.

Ich habe täglich mit seinem Körper gearbeitet. Johns trauriger Weg war, dass er etwa ein Jahr lang im Koma lag und dann starb. Da stellt man sich die Frage nach dem Sinn eines solchen Geschehens – warum ist er nicht einfach an der Unfallstelle gestorben? Was könnte der Zweck dieses Jahres im Koma gewesen sein?

Diese Fragen führten zu einem Rückblick auf dieses Jahr aus sozialer Sicht. Er bekam viel Besuch und ich lernte die Menschen alle kennen. Ich erinnere mich an einen Tag, an dem ein lautstarker Streit am Krankenbett ausbrach. Es war offensichtlich, dass sich die Familienmitglieder und Verwandten seit Jahren entfremdet hatten. Anfangs gab es heftige Konflikte zwischen den Familienmitgliedern in Bezug auf seine Betreuung und Vormundschaft. Unser Sozialarbeiter musste bei vielen Treffen vermitteln. Im Laufe dieses

Jahres wurden viele dieser Beziehungen dadurch geheilt, dass sich die Verwandten trafen und gemeinsam weinten, als sie John besuchten, der im Koma lag. Jahre später fragte ich mich: Könnte es sein, dass die Krankheit eines einzelnen Menschen eine umfassendere soziale Funktion und Auswirkung hat? Diese Frage ergab sich aus reiner Beobachtung in der wissenschaftlichen Tradition der Phänomenologie. Das bedeutet nicht, dass der Unfall durch den sozialen Kontext verursacht wurde, sondern einfach, dass das Phänomen der Krankheit dramatische soziale Veränderungen in der Gemeinschaft bewirken kann. Dies wirft tiefere Fragen auf.

Arbeiten bei den Ureinwohnern Australiens

Kurz bevor ich in Indien mit Autismus in Berührung kam, hatte ich vier Jahre lang für ein Projekt der australischen Bundesregierung in abgelegenen Schulen in Aborigine-Gemeinden des Northern Territory gearbeitet. Ich lebte in der kleinen Stadt Katherine und reiste mit einem Kleinflugzeug und einem Geländewagen in das traditionelle Land dieser Ureinwohner. Ziel dieses Projekts war die Eingliederung von Kindern mit Behinderungen in einem kulturübergreifenden Umfeld, um ihnen mit körperlichen Hilfsmitteln und schulischer Integration zu helfen.

Ich tauchte tief in diese Arbeit ein und versuchte, die interkulturellen Barrieren zu überwinden. Ich lernte eine faszinierende und weitgehend missverstandene Kultur und deren Menschen kennen. Mit der Zeit, mit viel Geduld und Zurückhaltung knüpfte ich einige wertvolle Freundschaften und lernte, dass es eine Tragödie der australischen Geschichte ist, dass die Zusammenarbeit zu diesen Ureinwohnern so negativ verlaufen ist und sie so schlecht behandelt wurden. Im Allgemeinen war das staatliche medizinische Personal frustriert über das scheinbar mangelnde Interesse der Aborigines am Gesundheitswesen und insbesondere an der Rehabilitation von Behinderten. Was ich vorfand, war etwas völlig anderes – diese Familien praktizierten bereits eine kulturell angemessene und umfassende soziale Inklusion, mit anderen Prioritäten als wir in den westlichen Gesellschaften.

Larissa war ein neunjähriges Mädchen mit einer Zerebralparese, das in einer kleinen Aborigine-Gemeinde lebte, die über 100 km von der nächsten Stadt entfernt war. Sie konnte nicht laufen, sondern krabbelte vielmehr herum, ähnlich wie ich es in abgelegenen Gebieten in Ländern der Dritten Welt gesehen hatte. Das Gesundheitsteam der Regierung gab ihr das, was jedes Kind mit Zerebralparese bekommt – einen Rollstuhl, Plastikschienen und eine Reihe von Dehnübungen, die mit der Familie durchgeführt werden sollten.

In den monatelangen Gesprächen mit Larissas Eltern und Großmüttern wurde deutlich, dass sie weder begeistert noch interessiert noch dankbar für unsere ausgearbeiteten Übungsprogramme und Nachtschienen waren. Das Team war verwirrt und verärgert über diesen ‹Mangel an Engagement› und verurteilte die Familie dafür.

Es war jedoch leicht zu erkennen, dass sie Larissa von Herzen liebten und dass für sie ihre soziale Eingliederung in die Gemeinschaft Priorität hatte. Larissa war sehr fröhlich, intelligent und wurde von den anderen Kindern eindeutig für das geliebt, was sie ist. Die Ältesten und die Kinder bezogen sie immer mit ein, beim Fischen und Jagen, bei Spielen und Zeremonien. Sie schufen einen Platz für sie, und sie wurde nie allein gelassen.

Das Dehnen, Kräftigen und ‹Heilen› ihres Körpers war ihnen nicht geläufig und führte zu verwirrten und neugierigen Blicken bei den Eltern und Älteren, als sie versuchten zuzuhören. Das Regierungsteam sprach von Spastizität, angespannten Muskeln und der Notwendigkeit von Kunststoffschienen und Dehnübungen. Die Gemeinde antwortete, dass sie Muskelverspannungen bekam, wenn sie allein und gestresst war, also sorgten sie dafür, dass sie immer einbezogen wurde und glücklich war – wenn sie glücklich war, war ihr Körper weich, sagten sie uns. Die Vorstellung, dass Schienen und Dehnungen denselben Zweck erfüllen könnten wie die Pflege der Seele, war diesen Menschen fremd.

Als wir unsere Sichtweisen austauschten, konnte ich sehen, dass Larissa für sie perfekt war, so wie sie war, und nicht in Ordnung gebracht werden musste. Sie sahen sie als Seele und Geist, nicht als behinderten Körper. Es gab keinen Kampf gegen das, was da war. Die Priorität lag auf ihrem hellen, fröhlichen Geist und der Integration in die Gemeinschaft, nicht auf den Einschränkungen ihres Körpers. Die Eltern machten sich keine Sorgen über ihre wirtschaftliche Zukunft, ihre Berufsaussichten, ihre mangelnde Unabhängigkeit und all die Arbeit, die dies für die Familie bedeutete.

Der berühmte blinde Aborigine-Sänger Geoffrey Gurrumul Yunupingu singt:

Ich wurde blind geboren,
und ich weiß nicht, warum;
Gott weiß warum,
weil er mich so sehr liebt.
Als ich heranwuchs, war mein Geist klar,
dann lernte ich die Welt der Zerstörung zu lesen.
Ich hörte meine Mama und meinen Papa,

wie sie ihre Herzen in Verwirrung weinten.
Wie kann ich gehen,
gerade und aufrecht durch die Gesellschaft?
Bitte halte meine Hand.

Vielleicht kann dieser einfache Ausdruck des Vertrauens zu uns sprechen. Es ist sicherlich ein Eingeständnis, dass nicht Unabhängigkeit das Ziel ist, sondern vielmehr Gurrumuls Wunsch nach Beziehung und Gemeinschaft: «Bitte halte meine Hand.»

Zurück zu Larissa: Unsere individuellen Patientenprogramme, die Unabhängigkeit fördern sollten, erschienen mir als kulturelle Bevormundung, als Fortführung der Kolonialisierung. Hatten wir das Recht, diesem Kind und seiner Familie unsere Ziele aufzuzwingen, obwohl sie sie eindeutig nicht teilten? In der Regel ließen sich meine Kolleg:innen und die Regierungsbehörden einfach nicht auf eine Diskussion über diese Punkte ein. Wieder einmal war ich mit diesen Fragen allein.

Lepra-Projekt in Nepal

Ich lernte Lakshmi in Kathmandu kennen, wo sie als Ärztin für ein internationales Lepra-Forschungsprojekt vor Ort war. Das Projekt war insofern faszinierend, als es zwei Aspekte hatte. Zum einen ging es um moderne medizinische Versorgung im üblichen Sinne, zum anderen um die seelische Betreuung der Betroffenen. Diese Seelenpflege begann mit der Erforschung der inneren Erfahrungen der Leprakranken. Oft waren es Kinder, die sich im zarten Alter von zehn bis fünfzehn Jahren mit der Krankheit infizierten. Was folgte, war eine Zeit der sozialen Ausgrenzung, und diese

Kinder irrten oft allein umher und versuchten, in einer Welt zu überleben, die sie ausgrenzte. Lakshmi und ich setzten uns mit Menschen im gesamten Kathmandutal und in Pokhara zusammen und hörten uns die Lebensgeschichten von über 100 betroffenen Personen an. Wir trugen zusammen, welche Erfahrungen sie mit dieser Krankheit gemacht hatten und was an ihren Geschichten gemeinsam war. Wir arbeiteten dabei mit einem Team zusammen, um einen neuen Ansatz zur Pflege von Körper und Seele zu entwickeln.

Dieses Projekt wurde von Dr. Michaela Glöckler und der Medizinischen Sektion der Freien Hochschule für Geisteswissenschaft am Goetheanum in der Schweiz koordiniert, wodurch ich mehr über den Ansatz der anthroposophischen Medizin erfuhr.

Eine Besonderheit der Lepra ist der Verlust der Empfindung und des Schmerzempfindens. Die Finger und Füße werden völlig taub. Die vielen Probleme, die dann auftreten, sind eine Folge dieses Gefühlsverlustes. Um die Bedeutung dieser Arbeit kurz zusammenzufassen: Die Arbeit mit den Leprakranken hat mir die Bedeutung der Sinnesorgane für das menschliche Leben noch stärker vor Augen geführt. Ich erkannte auch, dass Lakshmi anders war als alle anderen Ärzt:innen, die ich je getroffen hatte. Ich war beeindruckt von der Tiefe ihrer Fürsorge, der Stärke ihres Heilerwillens und der Art und Weise, wie sie mit den Menschen in Kontakt treten konnte. Die nepalesischen Leprapatient:innen öffneten sich uns mit Wärme und Liebe, sie kochten für uns und hießen uns in ihren Häusern willkommen, und das war für uns beide eine bereichernde Zeit.

Begegnung mit Autismus in Indien

Obwohl ich viel in der pädiatrischen Physiotherapie und Frühförderung bei zerebralen Lähmungen und Entwicklungsverzögerungen gearbeitet hatte, hatte ich bis zu meinem Zusammentreffen mit Lakshmi im Jahr 2006 nicht wirklich mit autistischen Kindern zu tun. In Australien wurden Kinder mit Autismus von Sprach- und Ergotherapeut:innen betreut, nicht aber von Physiotherapeut:innen. Im Allgemeinen ging man davon aus, dass diese Kinder keine bewegungsbezogenen Probleme haben, da sie gehen, nach Gegenständen greifen und alle ihre Gliedmaßen in vollem Umfang bewegen können. Es ist interessant, wie unser medizinisches System zwischen Bewegung und Empfindung trennt und eine Grenze zieht, als ob diese beiden Bereiche getrennt und nicht miteinander verbunden wären. Ergotherapeut:innen arbeiten mit «sensorischer Integration», während Physiotherapeut:innen sich mit Bewegungsstörungen befassen. Als ich verschiedene Autismus-Zentren besuchte, fiel mir dieses Konzept der «sensorischen Integration» und die Art und Weise, wie sie praktiziert wird, auf; für mich fand sie auf einer sehr oberflächlichen Ebene statt, aber ich spürte, dass dies ein Bereich ist, der nach einer tieferen Betrachtung ruft.

Im September 2006 war ich für sechs Monate als Physiotherapeut in Saandeepani tätig. In den folgenden fünf Jahren sollte ich drei- bis viermal pro Jahr dort arbeiten. Dies war der Zeitraum meiner Forschung. Ich arbeitete eng mit Lakshmis Team zusammen, darunter Dr. Swapna Narendra und der Physiotherapeut Sridhar Reddy.

Was für eine Herausforderung, die ich dort erlebte – Worte können das gar nicht ausdrücken! Die Kinder hier waren in ständiger Bewegung – da war keine Sprache, kein Blickkontakt. Sie bewegten sich auf so seltsame Weise, jedes auf seine eigene, individuelle Weise. Oft hatten die Bewegungen keine erkennbare Funktion in Bezug auf irdische Gegenstände oder Bedürfnisse. Ich saß einfach nur da und beobachtete die Bewegungen dieser Kinder, und war völlig perplex.

In meiner gesamten beruflichen Laufbahn hatte ich mich noch nie so nutzlos gefühlt. Es gibt nicht viele Ausländer und Touristen in Hyderabad. An den örtlichen Chai-Ständen wurde darüber geredet, dass dieser australische Arzt in Saandeepani arbeitete. Eltern kamen und brachten ihre Kinder zu mir und hofften auf ein Wunder. Sie sahen mich mit Verzweiflung in den Augen an. Aber ich hatte keine Antworten.

Als ich diese Kinder in Saandeepani kennenlernte, kamen mir dieselben Fragen in den Sinn, die mir seit meiner Studienzeit unbeantwortet geblieben waren. Was ist die Beziehung zwischen Geist und Körper, Psyche und Soma, dem Gehirn und den menschlichen Fähigkeiten?

Im Jahr 2006 hatte ich bereits das Werk Rudolf Steiners kennengelernt – sein Konzept der zwölf Sinne und die Beziehung zwischen Bewegung, Empfindung und Sprache. Hier war jemand, der all die Fragen stellte, die in meiner medizinischen Ausbildung sorgfältig vermieden worden waren. Das machte mich neugierig.

Saandeepani

Mein Zimmer war klein und hatte einen selbstgebauten, niedrigen und breitflächigen Behandlungstisch in seiner Mitte. Die Kinder konnten manchmal unberechenbar und aggressiv sein – oft wurde ich gekratzt und gestoßen, geschlagen und gebissen, aber ich konnte nie Böswilligkeit in diesen Handlungen erkennen. Ich stellte fest, dass eingerahmte Bilder oder Gegenstände unweigerlich zerschlagen, aus dem Fenster geworfen oder zerbissen wurden. So blieb der Raum weitgehend kahl, abgesehen von etwas weichem Bienenwachs für Handspiele. Wir strichen die Wände in sanften Farben. Es war ein Forschungsraum, der nur vier Dinge enthielt: mich, das Kind, das Bienenwachs und den gepolsterten Tisch, der als Liege diente. Ein Großteil des Bienenwachses wurde zu Kaugummi verarbeitet oder auf die kreisenden Ventilatoren über uns geworfen!

Meiner Intuition folgend, habe ich zunächst die Bewegungen der Kinder gespiegelt. Ich beobachtete und imitierte die besondere Qualität des Schlagens mit den Händen, des Schaukelns oder einer anderen selbststimulierenden Bewegung mit der Frage: Wie fühlt es sich an, diese bestimmte Bewegung auszuführen? Was ist die innere Erfahrung? Warum hat das Kind das Bedürfnis, diese Bewegung zu wiederholen? Ich lernte, dass diese Bewegungen zu ähnlichen Ergebnissen führen: Wenn man zwanzig Sekunden lang kräftig mit der Hand schlägt und dann aufhört, gibt es einen Nacheffekt – ich würde es als eine verstärkte Erfahrung der Wahrnehmung der Hand beschreiben. Dieser Nacheffekt hält eine ganze Weile an. Ist es möglich, dass all diese zusätzlichen schlagenden, schaukelnden Bewegungen mit dem Versuch zusammenhängen, den eigenen Körper zu spüren? Viel später stieß ich auf diesen Text von Tito Mukhopadhyay, einem vierzehnjährigen Jungen mit schwerem Autismus. Er schreibt:

«Ich bin dabei, mich zu beruhigen. Meine Sinne sind so abgeschnitten, ich spüre meinen Körper nicht. Also schlage ich

mit den Händen. Wenn ich das nicht tue, fühle ich mich zerstreut und ängstlich … Ich habe kaum gemerkt, dass ich einen Körper habe… Ich brauchte ständige Bewegung, um ein Gefühl für meinen Körper zu bekommen.»

Bei diesem Prozess des Spiegelns stellte ich auch fest, dass es oft Momente flüchtigen Augenkontakts gab, und ein Gefühl des Interesses an meiner Anwesenheit. Erst später erfuhr ich, dass ‹Spiegeln› eine anerkannte Form der Behandlung von Autismus ist. Frühere Studien haben gezeigt, dass die Nachahmung durch einen Erwachsenen eine wirksame Intervention bei Kindern mit Autismus ist, um die soziale Reaktionsfähigkeit zu fördern.

Nach und nach lernten die Kinder, wozu der große Behandlungstisch in der Mitte des Raumes diente. Sie begannen darauf zu springen und sich auf den gepolsterten Tisch zu legen oder zu setzen, um eine Behandlung zu erhalten. Eines wusste ich ganz sicher: Ich würde keine Gewalt, keinen Druck anwenden und nicht mit irgendeiner Form von Angst, Bestrafung oder Belohnung arbeiten. Das bedeutete, auf das Kind zu warten und sich von ihm führen zu lassen.

Mein Ziel war es, mit jedem Kind einen Kontakt aufzubauen, eine Verbindung zu schaffen und von dort aus zu arbeiten. Ich ließ mich auch in Craniosacral-Therapie ausbilden. Der amerikanische Cranial-Osteopath Dr. John Upledger hatte einige vielversprechende Ergebnisse bei der Arbeit mit Autismus veröffentlicht, und ich wollte unbedingt sehen, ob diese Form der Behandlung auch helfen könnte. Ich entwickelte die Idee, dass jedes Kind einen ‹Griff› hat, der eine Tür der Begegnung öffnen könnte. Dieser Griff war bei jedem Kind versteckt und einzigartig. Manche brauchten feste Berührungen, andere brauchten zehn Minuten Freiheit, um sich ungehindert zu bewegen und Geräusche zu machen, bevor sie auf den Tisch sprangen. Ich arbeitete fast immer ohne Worte, mit einer klaren Absicht, aber ohne zu sprechen, und benutzte nur das Medium der körperlichen Berührung. Mein Ziel war es, dass das Kind auf dem Tisch lag und mich den Craniosacral-Rhythmus an verschiedenen Stellen des Körpers anwenden ließ, um zu sehen, was damit behandelt werden konnte.

Erstaunlicherweise stürmten nach wenigen Wochen der Anwendungen einige der Kinder durch die Tür, kamen unangemeldet in mein Zimmer, legten sich auf den Tisch und gaben Geräusche von sich. Dann griffen sie nach meinen Händen und legten sie auf die Stellen, die sie behandeln lassen wollten – oft auf die Stirn oder den Nacken, zwischen die Augen oder auf das Gesicht – die Kinder benutzten meine Hand, um ihren eigenen Körper zu spüren. Manchmal sanft, manchmal fester. Und sie beruhigten sich schlagartig. Dann sprangen sie ohne Vorwarnung einfach auf und gingen wieder zurück in die Klasse.

Ich war erstaunt, dass es selbst in diesen Momenten keinen Blickkontakt gab. Ich vertraute den Kindern und versuchte, einen Raum der bedingungslosen Akzeptanz zu schaffen. Ich spürte deutlich, dass der nonverbale Raum dem Willen des Kindes entsprach. Ich habe gelernt, dem Kind zu gestatten, mich während der Sitzung zu leiten, und nichts weiter an ‹angemessener› Kommunikation zu erwarten.

Natürlich verursachte dieses Hinein- und Herausrennen aus der Klasse ein großes Chaos bei den Lehrkräften. Ich erkannte, dass dies zu meiner nächsten Aufgabe führte: diese Art der Berührung zu lehren und mit den Lehrer:innen und dem Betreuungspersonal zu teilen, wie sehr dadurch das Körperbewusstsein gefördert wird. Lakshmi und ich führten viele Seminare für Eltern und Lehrer:innen zu den Themen Berührung, Massage, Spiele mit Handgesten und den zwölf Sinnen nach Steiner durch. Es war eindrucksvoll zu sehen, welche Auswirkungen bewusst eingesetzte Berührungen hatten. Ich spürte, dass die Kinder zu mir kamen, weil ich wusste, wie ich ihnen eine sichere und geborgene Erfahrung ihres eigenen Körpers vermitteln konnte, und dass sie von sich aus nicht das Geschenk dieser Körpererfahrung hatten, das wir für selbstverständlich halten. Die sensorische Integration wurde zu meinem Spezialgebiet, und ich arbeitete mit einer Kombination aus Berührung und Massage sowie Handgestenspielen mit Klang und rhythmischer Bewegung.

In technischer Hinsicht begann ich mit craniosacralen Dekompressionstechniken an der Schädelbasis zu arbeiten: am Siebbein und Keilbein. Dieser Bereich war oft so unglaublich angespannt. Ich hatte bemerkt, dass die Kinder die Muskeln des Gesichts und des Kopfes angespannt hielten, um Sinneseindrücke, Licht oder Geräusche zu blockieren. In der Umgebung des Physio-Raums konnten sie sich entspannen. Bei einigen Kindern mit problematischem Kopfschlagen und Schlagen gegen das Gesicht verbesserte sich das Verhalten. Ich hatte eine kurze Phase, in der ich mich ziemlich kompetent, wichtig und besonders fühlte. Doch diese Verhaltensweisen kehrten bei umweltbedingtem Stress oder bei Veränderungen des Schlafs oder der Ernährung zurück. Manchmal kehrte ich für ein paar Monate nach Australien zurück, nur um bei meiner Rückkehr festzustellen, dass das Kopfschlagen genauso schlimm war wie zuvor. Um eine dauerhafte Veränderung herbeizuführen, musste ich mich mit meinem eigenen Egoismus auseinandersetzen, und wir mussten das Umfeld mit einbeziehen.

2
Begegne mir, so wie ich bin: Leitgedanken

Sanskrit, diese gefühlsreiche Sprache des alten Indiens, hat sechsundneunzig Begriffe für Liebe; Altpersisch hat über fünfzig; Griechisch hat drei; und wir [Englischsprechenden] haben nur einen. Das ist ein eindeutiger Beweis dafür, dass Gefühle und Beziehungen in unserer Gesellschaft eine untergeordnete Rolle spielen. Ein Mangel an Sprache für ein Thema bedeutet einen Mangel an Interesse. Wir können wunderbare Boeing 747 und Atomkraftwerke bauen, aber wir können nur sehr schlecht Beziehungen aufbauen. Wir schweben ernsthaft in Gefahr, dass unsere schöne neue Welt der mechanischen Wunderwerke durch die mangelhafte Qualität an Gefühlen, die mit ihr einhergeht, umgestürzt wird.
– Robert A. Johnson (Jungianischer Analytiker und Autor)[1]

Dem inneren Wesen des Kindes begegnen

Verhaltensweisen mit sich wiederholenden Mustern sind bei fast allen Kindern mit Autismus-Spektrum-Störung irgendwann in ihrem Leben zu beobachten. Diese Verhaltensweisen können klassifiziert, benannt und diagnostiziert werden, und dann können Therapien verschrieben werden, um sie zu ‹beheben›. Es stehen viele Therapieformen zur Auswahl, die in unterschiedlichem Umfang bei verschiedenen Kindern wirksam sind. Es bedarf eines fundierten Wissens über Kinder, die kindliche Entwicklung bei normalen Kindern und die verschiedenen Autismusformen sowie zur Wirkungsweise verschiedener Therapien, um die richtige Therapie für ein Kind auswählen zu können. Diese Aufgabe wird oft von pädiatrischen Fachärzten und auch von Autismus-Organisationen in Elterninitiative übernommen.

Alternativ können diese Verhaltensweisen auch als Ringen um Ausdruck der inneren Erlebnisse des Kindes verstanden werden, wobei die physische Konstitution anders beschaffen ist.

Zunächst einmal sollten wir uns folgende Fragen stellen:

- Wie verstehen wir ihr inneres Leben mit all ihren sich wiederholenden Verhaltensweisen und Kommunikationsschwierigkeiten?
- Wie erleben sie sich selbst und wie nehmen sie ihre Umwelt innerlich wahr?
- Können wir ihre Verhaltensweisen als Sprache betrachten und uns fragen, was sie damit ausdrücken wollen?
- Wie interpretieren wir ihre Äußerungen, und wie können wir diese Kinder unterstützen und fördern?
- Wie reagieren sie auf verschiedene Sinnesreize wie Berührung, Geräusche, Geruch, und wie wird der Raum erlebt?

Wenn man sich diese Fragen stellt und die Kinder über einen langen Zeitraum hinweg genau beobachtet, eröffnet sich einem ein Einblick in das Seelenleben und allmählich auch in das innere Wesen des Kindes. *Bei Autismus ist das Seelenleben des einzelnen Kindes in den meisten Fällen reich und intakt. Es ist die Ausdrucksform, die Herausforderungen mit sich bringt.*

Sozialer Ausdruck, Gefühlsleben und Kommunikation sind häufig problematische Aspekte, da die Betroffenen darum ringen, sich der Welt auf angemessene Weise zu zeigen. Hinter Starrheit und fixierten, sich wiederholenden Verhaltensweisen verbirgt sich immer der Versuch, das eigene Selbst zu schützen oder zu verwirklichen.

Anstatt z. B. ein Kind zu beobachten, das Autos immer in der gleichen Reihenfolge anordnet, und dann zu versuchen, seine Unbeweglichkeit im Spiel zu verbessern, kann man sich auch fragen:

- Warum hat das Kind das Bedürfnis, die Autos in der gleichen Reihenfolge anzuordnen?
- Ist es wirklich ein Bedürfnis oder hilft es dem Kind vielmehr, seine innere Angst zu bewältigen?
- Was könnte dieses unbewegliche Spiel / diese Fixiertheit ersetzen?
- Welche andere Aktivität könnte dem Kind die gleiche Erfahrung vermitteln?

Den meisten Kindern, die dazu neigten, zu klopfen, zu schaukeln und mit dem Kopf zu schlagen, half die Arbeit mit der sensorischen Integration und die Konzentration auf den Gleichgewichtssinn. Die Umstellung der Ernährungsgewohnheiten und Änderungen an der sensorischen Umgebung führten zu deutlichen Verbesserungen bei diesen Symptomen. In einigen Fällen half es, diese ungewöhnlichen repetitiven Verhaltensweisen in kreative pädagogische Aktivitäten zu verwandeln.

Ein anderes Beispiel: Ein Kind ging ständig auf die Toilette, nur um zu spülen und sich an dem aufgewirbelten Wasser zu erfreuen. Seine Lehrer:innen hatten Mühe, weil der Junge fünfzehn Mal in einer Stunde die Toilette spülen wollte. *Die einfache Frage, die wir uns stellten, lautete: Warum muss dieses Kind so oft die Toilette spülen?*

Die Antwort hatte etwas mit dem sensorischen Vergnügen zu tun, das er durch die Erfahrung des aufgewirbelten Wassers empfand. Also bekam der Junge ein Gefäß mit Sand neben seinem Schreibtisch und durfte es umherwirbeln, wann immer er das Bedürfnis danach verspürte. Er rannte daraufhin nicht mehr weg, um die Toilette zu spülen.

Einer unserer herausfordernden Teenager fand seinen Frieden beim Kohlezeichnen – wobei er nicht immer themenbezogene Kunstwerke schuf, sondern manchmal nur Kreise und Linien. Ein anderer spielte ein Musikinstrument, und wieder ein anderer empfand Gehen als religiöses Ritual – als Teil der allgemein gültigen hinduistischen Tradition. Die Arbeit mit kreativen künstlerischen Methoden wie Malen, Plastizieren, Musik, und bei einigen Kindern auch mit Poesie, half uns, ihre innere Lebendigkeit zu entdecken.

Zusammenfassend kann man sagen, dass es zwei Möglichkeiten gibt, auf Kinder mit Verhaltensauffälligkeiten einzugehen:

1. Man kann versuchen, die Verhaltensmuster zu identifizieren und zu benennen und dann die Therapie darauf ausrichten, sie zu mildern, indem man mit beobachtbaren, messbaren Störfaktoren und entsprechenden Verhaltensresultaten arbeitet.

2. Oder man kann sich intensiv darum bemühen, das Innenleben des Kindes zu erreichen. Dem Kind dort begegnen, wo es gerade ist – durch das Verhalten, das es in eben diesem Moment zum Ausdruck bringt. Dann können wir ihm helfen, sein inneres Wesen zum Ausdruck zu bringen, wobei wir das Verhalten als eine Sprache betrachten, die es zu übersetzen gilt, und nicht als etwas, das medikamentös behandelt oder beseitigt werden muss. Auf diesem zweiten Weg wird daran gearbeitet, den unsichtbaren, nicht greifbaren Anteilen im Kind zu begegnen und sie in die Sichtbarkeit zu bringen.

Ein vereinfachtes Bild von *Input, Verarbeitungsprozess und Output* könnte dazu dienen, dies zu verdeutlichen.

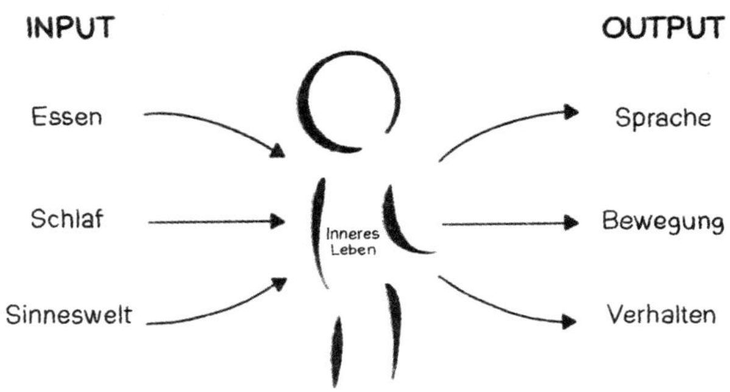

Wir können die ‹Outputs› des Kindes in Form von Handlungen und Verhaltensweisen definieren – sie zählen, klassifizieren und entweder als Defizite (z. B. nonverbales Verhalten) oder Extreme (z. B. Hyperaktivität) bezeichnen. Wir können aber auch den Blick auf die ‹Inputs› dieses Kindes richten. Dazu müssen wir uns fragen: Was sind die ‹Inputs› für ein Kind? (Zugegeben, das ist eine seltsame Frage.) Ein möglicher Input kann ‹Nahrung› sein in Form von Essen, Atem, menschlicher Berührung oder einer angemessenen Schlafmenge. Auf einer subtileren Ebene gehört dazu auch die Art und Weise, wie die Mitmenschen mit dem Kind umgehen.

Das Innenleben des Kindes entspricht der inneren Verarbeitung von Input und Output. Dieser Vorgang ist unsichtbar.

Wenn wir uns bemühen, dem ‹sichtbaren Unsichtbaren› in diesen Kindern zu begegnen, sind die Chancen größer, schwierige Verhaltensweisen positiv zu beeinflussen und – was noch wichtiger ist – dies zu tun, ohne Gefahr zu laufen, das Potenzial des Kindes zu verringern.

Dieses Bild lässt sich weiterführen:

Was wir sinnlich wahrnehmen (rechte Seite), ist der ‹Output› des Kindes in Form von Bewegung, Verhalten, Klang und Sprache. Im Klassenzimmer ist es die ‹akademische Leistung›, die gemessen wird. In Beurteilungen und Berichten zu Autismus werden oftmals diese Outputs bewertet. Wir neigen dazu, die Defizite und Extreme des Kindes auf der Grundlage dieser Outputs aufzuzählen.

Worüber wir nachdenken können (linke Seite), ist die Frage: Was sind die Inputs? Diese Frage bezieht sich auf die Umwelt des Kindes. Wir ermutigen Sie, diesen Schritt zu wagen, die entsprechenden Fragen zu stellen und zu sehen, wohin das führen kann.

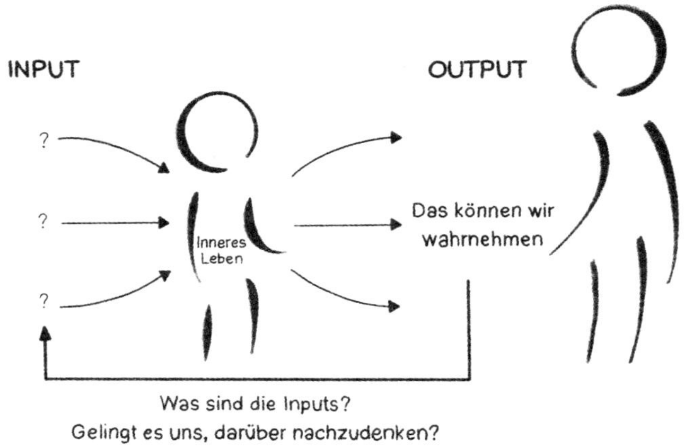

Erkundung des nonverbalen Raums: Die Reziprozität der Beziehung

Bei unserer Beobachtung haben wir festgestellt, dass diese Kinder verschiedenen Menschen sehr unterschiedliche Aspekte von sich selbst zeigen. Man könnte sogar sagen, dass dies ein charakteristisches Merkmal von Autismus ist – eine Hypersensibilität für die (oft nicht zum Ausdruck gebrachte) ‹Seelenstimmung› der Person, mit der sie zusammen sind. Durch diese Kinder werden wir, wenn wir offen genug sind, in die Phänomenologie von Beziehungen eingeführt; in die diffuse Welt des nonverbalen Raums zwischen den Menschen. Und wie in der Quantenphysik gilt: Je genauer wir hinsehen, desto mehr ist alles miteinander verbunden.

Wenn wir uns wirklich führen lassen, können wir in der Begegnung auf unsere eigene Voreingenommenheit stoßen. Vieles hängt von der Art und Weise ab, wie wir schauen, und hier hat Rudolf Steiner den Begriff des «therapeutischen Blicks» geprägt, um auf die Tatsache hinzuweisen, dass Beobachter und Beobachteter in einer wechselseitigen Beziehung stehen. *Wie können wir einen Blick entwickeln, der in sich selbst therapeutisch ist?* Wir müssen zunächst den Schleier vor unseren eigenen Augen entfernen, um die Wirklichkeit klarer zu sehen. Je mehr wir uns den Kindern mit diesem Respekt und der Frage nach ihren Gefühlen und Gedanken näherten, desto mehr bemühten sie sich, ihre Blockaden zu überwinden und sich uns gegenüber auszudrücken. Diese Art zu arbeiten und zu interagieren führte zu mehr Frieden und weniger Ängsten.

Viele Kinder profitierten von einer Änderung ihres Lebensstils, d. h. ihrer Ernährung und ihrer sensorischen Umgebung, aber auch von einer Änderung in der Haltung der

Menschen um sie herum. Insbesondere durch die Art und Weise, *wie sie in ihrem Alltag wahrgenommen werden.*

Einige dieser Kinder kommunizieren sehr aktiv, sie arbeiten dabei mit Hilfe der gestützten Kommunikation (facilitated communication, FC). Wir sind uns natürlich der Tatsache bewusst, dass FC sehr umstritten ist und in der heutigen medizinischen Wissenschaft nicht akzeptiert wird. Die erhöhte Sensibilität für die Gedanken und Gefühle anderer, auf die wir gerade hingewiesen haben, macht es schwierig zu erkennen, welcher Teil des sprachlichen Ausdrucks vom Kind und welcher von der Begleitperson stammt. Doch ist dies ein ausreichender Grund, diese Methode gänzlich aufzugeben? Die Antworten auf Autismus sind jedenfalls nicht ausschließlich innerhalb der konventionellen und bestehenden anerkannten medizinischen / therapeutischen Methoden zu finden.

In den letzten zwanzig Jahren hatten wir das Glück, von den Kindern einige besonders berührende und tiefgründige Äußerungen zu erhalten. Typischerweise beginnen Kinder, die aktiv kommunizieren – die meisten mit FC und einige selbständig mit unterschiedlichen Graden an verbalen Fähigkeiten – erst nach der Pubertät und nach Jahren intensiver Begleitung, sich in dieser Weise mitzuteilen. Bei einem kleinen Prozentsatz der Kinder haben wir jedoch beobachtet, dass die Ausdrucksfähigkeit viel früher beginnt.

Die Sensibilisierung und Ausbildung von Lehrer:innen und Eltern für diese Art der Wahrnehmung und des Umgangs mit Kindern hat einen echten Unterschied gemacht. Das ist der Schlüssel. Es ist keineswegs einfach, diese Art von innerem Wahrnehmungswandel effektiv zu lehren, nicht einmal im Einzelunterricht und mit jahrelangen Workshops und Beratungen, so dass wir uns über den

Nutzen von ausschließlich schriftlichem Material durchaus nicht sicher sind, aber wir versuchen es trotzdem.

Wir möchten einige der wirksamsten Methoden beschreiben, um diese Veränderung herbeizuführen, da diese Veränderung in der Wahrnehmung bei so vielen Gelegenheiten dazu führte, dass sich eine verschlossene Tür öffnete. In der Folge wurden große Geschenke der Liebe und des Mitgefühls ausgetauscht, die einige dieser Kinder uns entgegenbringen. Die Eltern fanden einen Sinn in ihrem Leben mit dem Kind und fühlten sich befreit von ihren Gefühlen der Belastung, Verwirrung und Isolation.

- *Wie nehmen wir sie wahr?*
- *Wie nehmen sie uns wahr?*
- *Wie nehmen wir sie wahr, während sie uns wahrnehmen?*

Diese Kinder zeigen kontinuierlich, dass sie die Welt anders wahrnehmen. Sie nehmen dieselbe sensorische Welt auf eine andere Weise wahr.

Wir können uns fragen: Wie kommt das? Welche Sinneswahrnehmung hat dieses Kind von der gleichen Welt? Wie nimmt dieses Kind dieselbe Welt anders wahr als ich?

Wenn wir dann festhalten, wie wir selbst die Welt wahrnehmen, und uns dafür interessieren, wie sie sie wahrnehmen, stoßen wir auf einen Unterschied, vielleicht sogar auf eine Spannung. Wir sind versucht, die Realität entsprechend unserer eigenen Wahrnehmung zu definieren. Die entscheidende Begegnung aber findet zwischen meinem sinnlich wahrnehmenden Wesen und dem sinnlich wahrnehmenden Wesen des Kindes statt.

Das führt uns zur Fähigkeit der Liebe: Ich sehe die Welt mit deinen Augen; ich sehe, was du siehst; und ich erlebe die Welt wie du.

Je mehr ich die Welt so erlebe wie du, desto mehr öffnest du dich mir gegenüber. Was folgt, ist Kommunikation: ein kurzer Blickkontakt, Gesten, Berührungen, sogar Worte.

Diese Kinder müssen bestimmte Fertigkeiten erlernen, ohne dabei ihre einzigartigen sensorischen Fähigkeiten zu verlieren. Dann können sie der Welt vielleicht ein Geschenk machen. Wir haben festgestellt, dass sie umso mehr kommunizieren, je mehr man auf ihre nonverbale Kommunikation eingeht. Je mehr wir auf ihre nonverbale Kommunikation antworten, je länger wir da dranbleiben, desto eher werden sie mit Worten zu sprechen beginnen.

Die Freiheit des Anderen respektieren

Wenn wir uns mit der Behandlung von Autismus beschäftigen, müssen wir einen Berg erklimmen. Es ist eine Reise weg von der Abkopplung hin zur Fähigkeit, in dieser Welt zu leben und sie zu genießen. Von der räumlichen Desorientierung zur Orientierung im Selbst. Von der Behinderung zur Funktion.

Diese Fähigkeit entsteht durch den Willen, sich über die Sinne auszudrücken und zu handeln. Wenn die Sinne nicht an ihrem Platz sind, nicht integriert sind, dann sehen wir, wie die Kinder taktil suchen – sie berühren alles. Sie klopfen und schlagen und lecken die Objekte dieser Welt ab. Oder wir sehen das Gegenteil: Überwältigung und Vermeidung – die Tendenz, sich von Menschen und Dingen zurückzuziehen.

So oder so leben die Kinder losgelöst von den Menschen und der tatsächlichen Funktion der Dinge in der Welt. Folgende typische Merkmale sind bei Kindern mit Autismus-Spektrum-Störung häufig zu beobachten:

- Sie nutzen die Hand einer anderen Person, um ein Glas Wasser zu trinken.
- Sie benötigen die Hilfe einer anderen Person zum Tippen oder Schreiben.
- Sie brauchen den anderen Menschen, um zu handeln.
- Sie brauchen den anderen, um ihre Bedürfnisse zu spüren, zu interpretieren und zu erfüllen.
- Es entstehen dadurch co-abhängige Beziehungen.

Damit sich dies ändert, muss das Kind eine Reise in die Unabhängigkeit unternehmen. Das einzelne Kind muss das Interesse haben, diesen Weg zu gehen. Woher aber kommt dieses Interesse?

- von seiner Beziehung zur Umwelt;
- von der Qualität der Beziehung zu anderen Menschen;
- aus dem Willen, den anderen zu hören;
- aus dem Willen, sich dem anderen gegenüber auszudrücken.

Aus dieser Perspektive betrachtet, warten die Kinder auf uns: Sie fordern uns auf, uns auf die unsichtbaren Qualitäten der Beziehung zu konzentrieren; Wärme, Interesse und Liebe zu kultivieren, damit wir ihre Anstrengungen wert sind; die dysfunktionalen Aspekte ihrer äußeren Verhaltensweisen zu durchschauen, um sie als Gegenüber zu erkennen. Der allererste Schritt auf dieser Reise ist jedoch die Auseinandersetzung mit den eigenen vorgefassten Meinungen, Urteilen und Erwartungen.

Diese Reise braucht Zeit, und sie ist anspruchsvoll. Es gibt viele Herausforderungen:

- Kann ich dem Kind die Freiheit geben, sich auf der Reise Zeit zu lassen?

- Bin ich in der Lage zu fragen: «Möchtest du heute reisen?»
- Kann ich damit umgehen, dass du immer wieder einen Schritt nach vorne gehst und dann wieder zurück?
- Kann ich erkennen, wann ich dich hetze, dich dränge?
- Wie kann ich dich inspirieren?
- Wie gehe ich damit um, wenn du mich wütend machst?
- Wenn du mich schlägst und mir weh tust?
- Wenn du dich gleichgültig gegenüber meinen Bedürfnissen in dieser Welt von Zeit und Raum verhältst?
- Gleichgültig gegenüber meiner Welt der Termine, der sozialen Erwartungen, der kulturellen Prägungen?

Wir werden feststellen, dass nicht nur das Kind, sondern auch wir selbst auf einer Reise sind.

Die Kinder, die nach Jahren zu kommunizieren begannen, beschrieben, dass sie in der Lage waren, sich selbst und die Menschen um sie herum wahrzunehmen, aber nicht in der Lage waren, sich zu bewegen, zu sprechen und entsprechend ihrer Intention zu handeln. Für die Kinder begann die Reise folgendermaßen:

> *Ich bin nur ein Teil Mensch und ein Teil Geist, der umherschwebt.*
> *Es ist so schwer, hier im physischen Körper zu sein, es ist wie immerwährender Lärm.*
> *– Amruth*

Die Sinneswahrnehmung dieser Kinder ist nicht auf die Erde und ihren Körper ausgerichtet, sondern auf die seelische und geistige Welt (für uns unsichtbare Welten). Wenn wir diese Reise auf die richtige Weise angehen, dann können sie ihre besonderen Gaben behalten und zugleich mit uns kommunizieren. «Autismus kann in eine Gabe verwandelt werden, anstatt in eine Behinderung», sagt Temple Grandin.

Wenn das Kind diese Reise beschreiten kann, wird es als hochbegabt bezeichnet, manchmal sogar als Genie, mit außergewöhnlichen Fähigkeiten in Mathematik, Musik und Poesie.

Einige der südindischen Kinder, die wir kennengelernt und mit denen wir gearbeitet haben, sind ‹Seelengelehrte› geworden. Sie nehmen mutig den Aufstieg und die Überfahrt auf sich, um uns Botschaften über ihre Schule, ihre Lehrer:innen, ihre Eltern und die Welt zu übermitteln. Normalerweise richtet sich ihr Interesse vielmehr auf uns als auf sie selbst. Sie haben gezeigt, dass sie wirklich in der Lage sind, andere Menschen um sich herum wahrzunehmen und zu verändern. Sie wollen die Welt zu einem besseren Ort machen.

Zuerst waren es nur vereinzelte Momente, doch nach und nach bekamen wir immer häufiger ein Bild von einem Kind zu sehen, das mit seinen Körperfunktionen, seiner Schule, seiner Familie und seinen sozialen Netzwerken verbunden ist. Das ist das Anliegen unserer Arbeit und der Grund, warum wir dieses Buch geschrieben haben.

*

Wir haben einigen der Kinder die folgende Frage gestellt: «Wir schreiben ein Buch über Autismus und sind neugierig, was euch geholfen hat?» Die Jungen, die wir fragten, waren zwischen siebzehn und neunzehn Jahre alt. Hier sind ihre Antworten, geschrieben per E-Mail im Jahr 2017.

Liebste Lakshmi,
Du kennst mich nicht so gut wie ich, aber ich habe etwas unglaublich Besonderes von Dir erhalten. Du hast uns das Geschenk der Berührung und des Lebenssinns gebracht, das mich zu dem gemacht hat, was ich bin. Dieses wichtigste Geschenk hat mich erkennen lassen, was meine Aufgabe auf der Erde ist. Du hast mich nie körperlich berührt, aber du hast diesen Sinn in meine Schule gebracht.
Er lebt jetzt als Fundament.
Du baust in gewisser Weise unseren Grundstein, wie auch immer du ihn verstehst.
Dies schreibe ich dir in Sabaris wahren Gedanken und meiner (Pranav) Seelenstimmung.
Ich danke dir und Michael, denn ihr beschenkt uns vor allem mit Liebe und Respekt und verhilft unseren Lehrer:innen zu neuem Sehen und Fühlen. Die Auswirkungen davon sind umfangreich. Wenn ich sie alle aufzählen würde, würde das eine ganze Weile dauern.
Für den Moment nur so viel. In Liebe,
Pranav und Sabari

Liebste Lakshmi,
ich werde ganz einfach antworten. Du hast mir einen Sinn gegeben, hier auf der Erde zu sein. Ein schwerer Autist zu sein, war mein eigenes Werk, aber deine Dankbarkeit, mich damals vor vielen Jahren zu sehen, lebt für immer in mir.
Es gibt einen Moment, in dem ein anderer dich hält, dich liebt, für dich sorgt, aber ich habe so viel Dankbarkeit in deinem ganzen Wesen erlebt, als du mich gesehen hast, dass ich mein höchstes Selbst in deinen Augen gesehen habe.
Das ist das erste Geschenk, das ich von dir erhalten habe.
In Liebe,
Akshaya Nathan und Amruth

3
Jahre des Reisens und der Forschung: beginnende Zusammenarbeit

Und die Dinge wirken schon zusammen in der richtigen Weise, wenn sie richtig empfunden werden. Wie für gewisse Organisationsfunktionen im menschlichen Organismus Herz und Nieren Zusammenwirken müssen, damit ein Einheitliches entstehe, so müssen Zusammenwirken für dasjenige, was Sie gerade anstreben, müssen Zusammenwirken die Sektionen, die in sich gerade diejenige Substanz pflegen, für die sie im besonderen verantwortlich sind.
– Rudolf Steiner[2]

Dieses Kapitel wird insbesondere für Schulen und andere Organisationen von Interesse sein, da wir die zeitlichen Abläufe aufzeigen und einige der Aktivitäten beschreiben, die zur Entwicklung neuer therapeutischer Gemeinschaften in Indien und zu neuen Perspektiven und Koordinierungsmöglichkeiten führten. Für uns waren dies die Jahre, in denen das, was in Saandeepani als besondere Arbeitsweise begann, sich an anderen Orten verbreitete und Wurzeln schlug, stetig wuchs und neue Früchte trug.

Manchmal waren es Eltern, die uns anriefen, ein anderes Mal waren es Gruppen von Lehrer:innen oder Therapeut:innen. Wir waren gemeinsam unterwegs, um Programme zu entwickeln und zu unterrichten, jeweils angepasst an die Wünsche, die an uns herangetragen wurden. Lakshmi entwarf ein Schulungskonzept, das ein ausgewogenes Verhältnis zwischen grundlegendem medizinischem Wissen und dessen praktischer Anwendung im Klassenzimmer für Lehrer:innen beinhaltete.

Michael brachte Erfahrungen und entsprechende Qualifikationen im Bereich der «Gemeindenahen Rehabilitation» (Community Based Rehabilitation, CBR) mit und hatte einen Master-Abschluss in Primary Health Care (PHC) Philosophy. Mit seinen Kenntnissen war er in der Lage, die Besuche so zu strukturieren, dass die Programme nachhaltig waren und dabei von der Beteiligung der Eltern und der Gemeinschaft getragen wurden. In dieser Phase wurde alles selbst finanziert. Das Geld für die Reisen kam aus Michaels gut laufender Physiotherapiepraxis in Australien. Die australischen Mitarbeitenden waren glücklich und stolz, diese Arbeit in Indien zu unterstützen.

Wir waren in der Lage, lokale ‹Veränderungsträger› (‹Change Agents›), in der Regel Eltern von Kindern mit besonderen Bedürfnissen, zu unterstützen, zu stärken und ihnen beratend zur Seite zu stehen. In einigen Fällen war es eine Gruppe von Lehrer:innen, die die Initiative ergriff. Wir luden diese Menschen zu verschiedenen Schulungsmodulen ein und wechselten regelmäßig zwischen Hyderabad, Bangalore und Chennai. Ab 2006 wurde Chennai das Zentrum unserer Arbeit. John und Vidya Miller, Ergotherapeut:innen und Leiter von Vidyanjali, einem ambulanten Therapiezentrum in Chennai, ermöglichten unsere ersten Besuche. Die Tage waren durchweg mit Kindern und Familien ausgebucht, und wir verbrachten unzählige Abende mit Gesprächen über die Kinder und dem Verzehr von Snacks bis spät in die Nacht mit einer Gruppe begeisterter Therapeut:innen, die alle im tamilischen Stil auf ausgerollten Matten auf dem Boden saßen. John und Vidya eröffneten später das «Michael Centre for Curative Education» und die «Indradhanu (Rainbow) Waldorfschule». John ist inzwischen der erste zertifizierte anthroposophische Ergotherapeut, ein Titel, der ihm vom Goetheanum in der Schweiz verliehen wurde.

V-Excel ist eine weitere Schule in Chennai, die wir regelmäßig besuchten. Die Gründerin und Direktorin Dr. Vasudha Prakash hat einen Doktortitel in Sonderpädagogik aus den USA und hieß uns großzügig willkommen, in ihrer dynamischen und expandierenden Organisation, die auch ländliche Gebiete in Tamil Nadu betreut, zu unterrichten und zu arbeiten. Wir erzählen die Geschichte von V-Excel, weil die Arbeiten der Kinder, die wir im nächsten Kapitel vorstellen, hauptsächlich von Schüler:innen von V-Excel gemacht wurden.

Wir waren im Durchschnitt zwei Wochen pro Jahr vor Ort und bildeten Fachkräfte aus. Lokale Lehrer:innen und Therapeut:innen nahmen nicht nur teil, sondern übernahmen die Verantwortung für den Inhalt der Schulungen, planten neue Schulungen und beteiligten sich intensiv an der Weiterentwicklung dieser Arbeit. Die Organisationsstrukturen bildeten sich organisch innerhalb der Gemeinschaft – nicht von oben herab durch die Leitung.

Dieses Projekt ist ein inspirierendes Beispiel für echte Eigenverantwortung in der Gemeinschaft: eine Mischung aus persönlicher Inspiration, einem Gefühl der Ehrfurcht vor der eigenen Arbeit, der Mobilisierung von Finanzmitteln und dem Willen der Gemeinschaft.

Kinder-Studien – der gute Mukund und der schlechte Mukund

Im Dezember 2006 haben wir die Methode der Kinder-Studien bei den Mitarbeitenden von V-Excel eingeführt. Dies geschah als Reaktion auf ein schwieriges Kind, das Probleme bereitete. Wir wurden gefragt, ob wir irgendwelche

Vorschläge zu seinem Verhalten machen könnten. Es gab einen Jungen namens Mukund, der immer wiederkehrende Verhaltensstörungen hatte und dem Personal Schwierigkeiten bereitete. Er schlug andere Kinder und das Personal, und das sehr heftig. Die Lehrer:innen wollten über diesen Jungen sprechen, da sie mit ihrem Latein am Ende waren.

In der Kinder-Studie wird ein Raum geschaffen, in dem ein möglichst breites Spektrum von Menschen zusammenkommt, um die Perspektive des jeweils anderen zu hören. Das Kind ist nicht anwesend.

Wir hörten eine Geschichte nach der anderen von bestürzten, verärgerten und sogar ängstlichen Lehrer:innen, die diese Verhaltensausbrüche erlebt hatten. Viele von ihnen waren von dem Jungen geschlagen oder angegriffen worden. Ein Lehrer erlitt eine Risswunde am Arm, die genäht werden musste. Die Angelegenheit war ernst.

Einer der letzten, die das Wort ergriffen, war der Busfahrer. Zunächst wollte er nicht sprechen. Das lag zum Teil daran, dass er es nicht gewohnt war, zu einem formellen pädagogischen Gespräch eingeladen zu werden, und zum Teil daran, dass er Schwierigkeiten mit der englischen Sprache hatte. Nach einiger Ermutigung sprach er schließlich in der lokalen tamilischen Sprache, und wir organisierten einen Übersetzer. Dieser Busfahrer war ein charismatischer und fröhlicher Mensch, der die Begegnungen mit allen Kindern sichtlich genoss. Er zeigte sich absolut überrascht und schockiert, all diese Geschichten über Schwierigkeiten, Aufregung und Aggression gegenüber anderen zu hören. In seinen Augen war Mukund ein netter, kooperativer Junge, der lächelte und winkte und glücklich im Bus saß, der ihn zur Schule brachte und wieder abholte. Er hatte nicht ein einziges Mal einen dieser

Verhaltensausbrüche gesehen – er konnte kaum glauben, dass es sie wirklich gab!

Er beschrieb, wie Mukund ihn freudig begrüßte und wie sehr er das Singen und die Musik liebt – sie sangen im Bus oft gemeinsam poetische tamilische Liebeslieder.

Der Raum wurde still, während alle Anwesenden diese absolute Polarität in der Wahrnehmung verarbeiteten.

Es wurde vorgeschlagen, dass die jeweils andere Wahrnehmung einfach von allen als eine Möglichkeit mitgenommen werden soll. Das wäre alles. Kein Standpunkt setzt sich durch, es wird nicht versucht, zusammenzufassen und zu schlussfolgern. Jeder hört sich einfach die Wahrnehmungen der anderen an. Und jeder bemüht sich, das Kind klar und phänomenologisch zu beobachten und zu beschreiben, ohne zu urteilen.

In den Wochen nach dieser ersten Kinder-Studie begann der sprachlich eingeschränkte Mukund, sich selbst als «guter Mukund» und «böser Mukund» zu bezeichnen. Er war sich seiner Ausbrüche und seines Verhaltens bewusst, brachte aber zum Ausdruck, dass er seinen Körper zu gewissen Zeiten nicht kontrollieren konnte.

Verurteilung, Abgrenzung und strenge Verhaltensregeln wichen allmählich dem Mitgefühl, da die Mitarbeitenden spürten, dass Mukund mit sich selbst zu kämpfen hatte.

Das Außergewöhnliche an der Kinder-Studie ist, dass keine Intervention gegenüber dem Kind erfolgt. Die Intervention der Kinder-Studie besteht darin, die Lehrer:innen und Betreuer:innen für die Wirkung zu sensibilisieren, die ihre Gedanken, Gefühle und Urteile auf diese sensiblen Kinder haben.

Der gleiche Grundsatz wie zuvor beschrieben trifft auch hier zu: Versuche nicht, das Kind zu ändern, sondern schaue, was in seinem Umfeld verändert werden kann. Mukund begann sich zu verändern, und innerhalb weniger Monate hatte sich sein Verhalten vollkommen gewandelt.

Es ist wichtig, dass jeder, der versucht, einem anderen zu helfen, zunächst seine eigene Sichtweise prüft. In diesem Sinne formulierte Rudolf Steiner «die dritte (von sechs) Bedingungen» für die geistige Entwicklung. Diejenigen, die mit Kindern mit Autismus-Spektrum-Störung arbeiten, werden nicht überrascht sein, dies zu lesen:

> *Und damit hängt die dritte Bedingung für die Geheimschulung unmittelbar zusammen. Der Zögling muss sich zu der Anschauung emporringen können, dass seine Gedanken und Gefühle ebenso Bedeutung für die Welt haben wie seine Handlungen.*
> *– Rudolf Steiner*[3]

Das große Fußmassage-Experiment

Wir begannen, Autismus in erster Linie als ein ‹Verkörperungs›-Problem zu betrachten und erkannten, dass die derzeitigen Programme und Ideen zur «sensorischen Integration» einfach nicht funktionierten. Zu dieser Zeit, in den frühen 2000er Jahren, war die Idee der sensorischen Integration als Schlüsselintervention bei Autismus sehr stark. Wenn wir zu verschiedenen Zentren in Indien reisten, zeigte man uns stolz den «sensorischen Integrationsraum». Dabei handelte es sich stets um einen übertrieben stimulierenden Raum voller bunter Plastikstreifen, die von der Decke hingen, mit Lichtern, Farben, Texturen, leuchtenden Aquarien, beweglichen Objekten und dergleichen.

Der Ergotherapeut nahm die Hand des Kindes und

rieb sie gegen verschiedene Oberflächen. Währenddessen schaute das Kind oft weg, murmelte oder schaukelte, während der Therapeut die Gliedmaßen bewegte. In den Klassenzimmern bot sich das gleiche Bild: Die Lehrerin steht vorne im Klassenzimmer und unterrichtet, aber wo sind die Kinder? Wieder die alte Frage, nur in einer anderen Form: «Da ist der Körper, aber wo ist das Bewusstsein?»

Wir haben uns gefragt: Wie können wir das ändern? Was können wir tun, um diese sensorische Integration menschlicher zu gestalten? Wie können wir Techniken der sensorischen Integration so einsetzen, dass gesunde Verbindungen zwischen Menschen entstehen?

Plötzlich hatten wir eine Idee, und nach ein paar Anrufen wurden alle Mitarbeitenden und alle Freunde und Helfer der Schule (Köche, Reinigungskräfte, Eltern, Verwaltung, Fahrer, Hausangestellte) zu einer Schulung eingeladen, um Fußmassagen für die Kinder zu erlernen. Wenn es in Indien etwas gibt, das im Überfluss vorhanden ist, dann sind das die Menschen! Es war also ein ziemlicher Zirkus, aber es gelang uns, allen Teilnehmenden eine einfache 10-minütige Fußmassage beizubringen. Diese sollte bei jedem Kind am Morgen durchgeführt werden und Teil des täglichen Lehrplans sein. Uns kam zugute, dass in Indien die Massage von Säuglingen und Kleinkindern Teil der traditionellen Kultur ist – einer traditionellen Kultur jedoch, die in modernen, städtischen Zentren wie Chennai schnell verschwindet.

Es gab viele verwirrte Gesichter, zweifelnde Blicke, Hände in den Hüften. Die Lehrer:innen waren skeptisch und besorgt über den Wegfall kostbarer Unterrichtszeit. Bei Weitem nicht alle hielten die Idee für sinnvoll. Aber die Schulleitung unterstützte das Projekt voller Vertrauen und Engagement für diese inklusive Maßnahme. Nach sechs

Monaten kehrten wir zurück und baten die Mitarbeitenden, jeweils einen Feedbackbogen auszufüllen. Hier sind einige der Kommentare, hauptsächlich von den Lehrkräften:

Rückmeldungen aus der Lehrerschaft: sechs Monate nach dem Massage-Workshop

- Ich begann mit Bewegung und Massage als erste Aktivitäten des Tages für die elf Kinder in den zwei Klassen. Während der Arbeit, wenn ich in Kontakt mit dem Kind bin, das ich massiere, haben viele einen tiefen Augenkontakt zu mir und ein sanftes Lächeln. Ist das häufiger der Fall?
- Geben wir bei der Fußmassage oder empfangen wir? Alle Lehrer:innen hier haben sich positiv verändert, es hat ein Sinneswandel stattgefunden.
- Was hat sich in den letzten sechs Monaten verändert? ICH!!!! Hervorragende Wirkung von Massage, Fingerreimen und Fingerspielen.
- Ich hatte keine Ahnung davon! Massage, Malen, Bohnensäckchen – anfangs sträubte ich mich, das zu tun! Nach zwei Monaten wurde mir klar, dass es nur dann funktioniert, wenn wir es mit Interesse und Präsenz tun, wenn wir uns dem Kind wirklich zuwenden – am Anfang bin ich müde, ich habe Rückenschmerzen … warum nur muss ich diese Fußmassage machen? Später fühle ich mich dann gut, großartig! Ich spüre eine Verbindung zu dem Kind, es streckt seine Füße nach der Massage aus. An einem Tag, an dem wir wirklich gestresst sind, will es seine Beine dagegen nicht hergeben. Die Lehrkräfte beginnen, aus dem Verhalten der Kinder innere Botschaften zu erkennen.

- Können wir die Massage als Teil unseres täglichen Rhythmus beibehalten? Manche Menschen wissen nicht, was Stille ist … und was es bedeutet, zu berühren und berührt zu werden … oder wenn sie es wissen, kennen sie die feinen Nuancen nicht, oder sie brauchen viel mehr Erfahrung …
- Die große Veränderung besteht darin, dass ich so viel innere Arbeit an mir selbst leiste.
- Ich mochte es nicht, aber ich habe bewusst alle meine Sinne geöffnet. Die Kinder sind ruhiger. Bessere Leistungen in der Schule. Sie sitzen wie in einer normalen Klasse.
- Das Schöne daran ist, dass es individuell angepasst werden kann.
- Was wir geben, geben unsere Kinder zurück. Sie sind den ganzen Tag über freundlicher und haben mehr persönliche Kontakte. Durch die Fußmassage lernen sie Geben und Nehmen. Die Fußmassage ist zu einem wichtigen Instrument der Heilung geworden.
- Es geht um das Menschsein. Der Unterricht ist jetzt mehr körper- und bewegungsorientiert. Das Vertrauen hat Türen geöffnet, vorher gab es viel mehr verschlossene Türen, jetzt ist da Offenheit, und Atmung.

Und auch die Kinder gaben Rückmeldungen während der nächsten Monate – hier sind einige Beispiele:

«Durch die Fußmassage kann ich entspannen.»

«Wir sind neugierig, alle Arten von Massagen auszuprobieren.»

«Tolle Massage, ihre Hände sind wirklich sehr warm.»

«Bitte sage meiner Mutter, sie soll mir eine Fußmassage geben, damit ich besser schlafen kann.»

Zwischenbericht: Sieben Jahre V-Excel, von Gita Bhalla, Juli 2009

Eine Schule im Wandel

Gerade sieben Jahre alt geworden, und in vielerlei Hinsicht dem Himmel näher! Es ist die Art der Arbeit, die Qualität der Mitarbeitenden, und es sind die Kinder selbst, die das bewirken. Wir begannen im Juni 2002 mit elf Kindern mit unterschiedlichen Behinderungen. Die ersten zwei Jahre verbrachten wir damit, die psychosozialen Bedürfnisse der Kinder zu unterstützen und dafür zu sorgen, dass sie sich in ihren Beziehungen wohlfühlen. Im Mittelpunkt stehen dabei viel Liebe und Zuneigung. In den nächsten zwei Jahren ging es darum, auf die individuellen Bedürfnisse einzugehen, auf jedes Kind intensiv zuzugehen, seine kurzfristigen Ziele zu definieren und innovativen Unterricht zu gestalten, um die Fähigkeiten in den Bereichen zu verbessern, in denen Schwierigkeiten bestehen.

Parallel dazu kamen ganz neue Methoden wie Montessori hinzu, die zuvor bei Kindern mit Autismus noch nicht erprobt worden waren. Die Schritt-für-Schritt-Anleitung verbunden mit verschiedenen visuellen Methoden förderte die Kommunikation. Auch hier waren viel Liebe und Zuneigung wieder von zentraler Bedeutung.

Die Kinder entwickelten sich hervorragend, die Lese- und Schreibfähigkeiten der einzelnen Kinder wurden verbessert, neue Angebote kamen hinzu, um den sich verändernden Bedürfnissen gerecht zu werden, *aber dennoch schien sich im Kern etwas nicht zu ändern.*

Es war, als würden die Kinder symptomatisch behandelt, und ja, wir waren dazu übergegangen, die Ursache und nicht das auffällige Verhalten zu behandeln, aber wir wurden immer noch durch einige sehr grundlegende Probleme herausgefordert. Irgendetwas verursachte bei diesen Kindern ein Unbehagen in ihrem Körper, das es ihnen nicht erlaubte, all die anderen Entwicklungskräfte auf optimale Weise wirken zu lassen. Während also die Stundenpläne und die visuelle Kommunikation die ganze Schule übersichtlicher gestalteten, begannen die Probleme der Sonderpädagogik uns in die Zange zu nehmen. Die Kinder kommunizierten zwar (eine der größten Forderungen der Eltern), aber sie wurden auf verschiedenen Ebenen dabei gestützt. Die Kinder aßen, lasen, schrieben, bewegten sich, befanden sich dabei aber in unterschiedlichem Maße in einer Abhängigkeit.

Auch die Kämpfe (die wir nie gewonnen haben), und dass sich die autistischen Kinder nicht vollständig auf Gegenstände und Menschen einlassen können, dass autistische Kinder nicht in der Lage sind, zu imitieren oder symbolhaft zu spielen, und dass sie keine Intention haben, sich mitzuteilen, außer, wenn es ihren Bedürfnissen dient, das Herumrennen, die unerklärlichen Kriegsschreie, die von ihnen ausgingen, und die Vergesslichkeit, die die meisten Kinder mit sich bringen, beschäftigten uns weiterhin auf verschiedenen Ebenen.

Und nun wurde uns etwas Neues zugeflüstert. War es wirklich etwas Neues oder eine altbekannte Wahrheit, die gerade in den Vordergrund rückte? Die Rede ist von Heilpädagogik und die Vorboten waren ein Team, das wir später die Barfußärzte tauften. Sie sprachen auf einfache Weise, aber tiefgründig. Sie sprachen davon, dass jedes unserer Kinder nicht nur aus einem Körper mit einer Behinderung besteht, sondern aus einem Körper, einer Seele und einem Geist, und dass, wenn diese drei nicht in Harmonie sind, dies zur *Krankheit* führt.

Wir haben bei der Ebene des Körpers begonnen, da jedes Kind (und eigentlich jeder Mensch) sich in seinem Körper und allen Prozessen, die in ihm ablaufen, äußerst wohl fühlen sollte: Das Wohlbefinden des Körpers hängt vor allem von der Verdauung, der Ausscheidung und dem Schlaf ab. Wenn sich der Mensch in seinem Körper wohlfühlt, können die ätherischen Kräfte des Körpers für die höheren Fähigkeiten des Denkens und der Erinnerung genutzt werden. Wenn sich das Kind in seinem Körper jedoch nicht wohlfühlt, hat es wenig Möglichkeit, sich zu verankern und scheint ständig umherzuirren, was typisch für ein Kind mit ADHS ist. Wenn das Kind sich nicht bewegt, nicht im Gleichgewicht ist, nicht ‹berührt› wurde oder einen gestörten Lebenssinn hat, dann spricht es nicht mit anderen oder hört ihnen nicht zu und hat ein Problem damit, die Grenze zwischen sich und dem anderen zu erkennen. Anthroposophisch ausgedrückt: Wenn die unteren Sinne nicht voll entwickelt sind, sind die höheren Sinne gefährdet.

Irgendwie machte das Sinn, und ihre einfachen Ratschläge, einige Elemente in der Ernährung der Kinder zu ändern und dafür zu sorgen, dass die Kinder essen, schlafen, spielen, Geschichten hören, singen und mit ihren Händen arbeiten, bewirkten, dass die Kinder leichter lesen und schreiben lernten. Und das Kind will das tun. Aber wenn man den Willen des Kindes stärkt und ihm mit der Zeit ein Gefühl für alles, was gelehrt wird, vermittelt, wird der konzeptionelle Unterricht besser verdaulich und kann leichter aufgenommen werden.

In den letzten zwei Jahren hat V-Excel viele Ansätze aus

der Heilpädagogik aufgenommen, und es schien eine tiefgreifende Veränderung stattzufinden. Aus ‹Liebe› war nun ‹bedingungslose Liebe› geworden, und die größten Veränderungen schienen bei den Erwachsenen in der Umgebung dieser Kinder zu erfolgen. Von Geschöpfen, die repariert werden mussten, wurden die Kinder zu Katalysatoren der Veränderung für Lehrer:innen und Eltern. Die Kinder begannen, als unsere Lehrer angesehen zu werden, und wir als die ihren, [...] und durch die schlichte Tatsache, dass wir das Kind von ganzem Herzen akzeptierten, schienen viele der ‹Behinderungen› zu verschwinden.

Im siebten Jahr fühlten sich die Menschen in V-Excel bereit, die Ideen der Steiner-Pädagogik in die Schule zu integrieren. So entstand ein «Waldorfkindergarten» für Kinder mit besonderen Bedürfnissen, der erste seiner Art in Chennai, und die gesamte Schule begann, große Teile des Waldorflehrplans in ihre Arbeit mit den älteren Kindern einzubeziehen.

Heute verfügt V-Excel über ein Zentrum, in dem Kinder mit besonderen Bedürfnissen betreut werden, aber es wird nicht mit den herkömmlichen Methoden gearbeitet, um die Kinder zu erreichen und zu betreuen. Die Klassen sind nicht klein, vielmehr hat der Gruppenunterricht eine neue Bedeutung bekommen, indem die Kinder einfach den ‹liebevollen Erwachsenen› nachahmen und die Lehrer und Kinder alle damit beschäftigt sind, zu nähen oder zu malen, aber niemand leitet sie an und niemand sagt ihnen, wie sie es zu machen haben.

Die Gruppen sind groß, die Kinder bewegen ihren Körper, die großen wie die feinen Muskeln, und das erleichtert das Sprechen. Wenn Kinder mit unfertigen, einfachen Gegenständen aus der Natur spielen, wie einem Boot aus einer Samenkapsel oder einem Tuch, das nichts ist, aber in alles verwandelt werden kann (ein Königsschleier oder Rapunzels langes, wallendes Haar), lernen sie wahrzunehmen und zu gestalten und geistige Bilder zu formen. All die Möglichkeiten, wie sich Kreativität entfaltet. Genau das wurde also bei V-Excel angestrebt, und mit dieser besonderen Ausrichtung und der Zusammensetzung der Lehrerschaft im Zentrum scheint es sehr wahrscheinlich, dass in Chennai ein Stück des Himmels auf die Erde fällt.

Therapien und Unterricht verzahnen

Das übliche Konzept einer Schule für autistische Kinder sieht so aus, dass es ein Klassenzimmer gibt und einen Therapieplan – die Kinder verlassen zu bestimmten Zeiten das Klassenzimmer, um an Einzeltherapien wie Logopädie, Ergotherapie usw. teilzunehmen.

Wir wollten jedoch erreichen, dass der Lehrplan und die Aktivitäten im Klassenzimmer mit medizinisch-therapeutischen Ansätzen verknüpft werden. Anstelle eines «Raums für sensorische Integration» könnten auch die Aktivitäten im Klassenzimmer auf sensorische Integration sowie fein- und grobmotorische Übungen ausgerichtet sein. Dies kann durch einen künstlerischen Ansatz im Unterricht erreicht werden.

Leider ist dies in so vielen Schulen nicht der Fall, weil wir dazu neigen, auf etablierte Praxisformen zurückzugreifen, bei denen die Lehrer:innen unterrichten und die Therapeut:innen daneben die entsprechenden Therapien durchführen.

Um die Zusammenarbeit und den Informationsaustausch zwischen den Lehrkräften und den verschiedenen Therapeut:innen zu fördern, schickten wir die Therapeut:innen in die Klassenzimmer, damit sie zuschauen, mit den Lehrkräften ins Gespräch kommen und sich dabei überlegen konnten, wie therapeutische Aktivitäten in den Lehrplan integriert werden könnten. Anfangs gab es Widerstand, sowohl von den Lehrer:innen als auch von den Therapeut:innen!

Durch diese Experimente (die Kinder-Studie, die Fußmassage und die Teilnahme der Therapeut:innen am Unterricht) entwickelte sich eine neue Art der Zusammenarbeit, welche Jahr für Jahr weiter wachsen konnte.

4
Was uns die Kinder sagen

Wenn du dich einem Fremden in einem Satz beschreiben müsstest, wie würde dieser lauten?
«Ein Herz voller bedingungsloser und allumfassender Liebe.»
– Amruth

Im vorigen Kapitel wurde ein Überblick über unsere Arbeit in Chennai und insbesondere bei V-Excel gegeben. Einige dieser Kinder, die die Kinder-Studien, die Fußmassagen und die Teamarbeit kennen gelernt haben, begannen, sich in Worten auszudrücken, und zwar über die Tastatur. Wir kennen diese Kinder, ihren Charakter und ihren Stil, und doch waren wir alle erstaunt über die Tiefe und Komplexität ihrer schriftlichen Kommunikation. Wir haben ihre Lehrer:innen gebeten, uns einen Überblick über den Prozess zu geben, darüber, wie sie gelernt haben, zu schreiben und zu kommunizieren. Zunächst also einige Worte der Lehrer:innen, wie sich die Kommunikation der Kinder entwickelt hat.

Wie bereits angedeutet, sind sich die Autoren der Kontroverse um die gestützte Kommunikation (facilitated communication) mit autistischen Kindern durchaus bewusst. Wir möchten nicht in diese Debatte einsteigen, sondern lediglich darauf hinweisen, dass die Diskussion um die gestützte Kommunikation direkt auf ein Kernthema unserer Arbeit verweist, nämlich die *Qualität des Raums* zwischen dem Kind und der Betreuungsperson, sei es ein Elternteil, ein Lehrer oder eine Therapeutin.

Was das Kind zum Ausdruck bringt, hängt von der Beziehung ab. Wenn man die folgenden Schilderungen der Lehrer:innen liest, wird dies sehr deutlich. Die Aussagen lassen sich nicht objektiv überprüfen. Sie sind heikel und absolut kontextspezifisch. Würden Sie eine schwierige oder heikle Herzensangelegenheit überhaupt mit jemandem teilen?

«In ihren eigenen Worten»

Erzählt und zusammengestellt von Neha Bharadwaj und Puja Bhalla (Lehrerinnen bei V-Excel, Chennai)

Die Kommunikation über die Tastatur entwickelte sich nur langsam. Als die Kinder acht oder neun Jahre alt waren, legten manche Lehrer ein Kommunikationsbuch auf den Tisch. Hin und wieder begannen einige der Kinder zu schreiben, meist nur ein oder zwei Wörter. Die Lehrkraft musste dann den Unterarm festhalten oder berühren. Ohne die Hilfe der Lehrkraft, die den Unterarm festhält, konnten sie überhaupt nicht schreiben.

Manchmal benutzten diejenigen, die Schwierigkeiten beim Schreiben hatten, dafür einen Computer. Wenn die Lehrperson wahrnahm, dass das Kind Probleme hatte, dann fragte sie: «Was ist denn los?», und das Kind schrieb oder tippte dann. Früher war das ziemlich kryptisch. Die Handschrift war meist krakelig, und wir mussten die Buchstaben entziffern. Es war sehr schwer für uns, den Inhalt zu verstehen. Am Computer tippten sie mit einer schrecklichen Rechtschreibung, sie wiederholten meist einzelne Buchstaben und fixierten sich auf bestimmte Buchstaben.

«stommmmmmakk»

«paaaaaainn»

Im Folgenden finden Sie einen Auszug aus einer älteren Mitschrift:

You have anything to say? *[Möchtest du etwas sagen?]*
aparrnsc iax going really sgopomm. (Aparna is going really soon [Aparna was a teacher who had recently decided to leave the school.]) *[Aparna wird sehr bald gehen (Aparna war eine Lehrerin, die vor Kurzem beschlossen hatte, die Schule zu verlassen.)]*

Yes ...anything else? *[Ja ... noch etwas?]*
ask negfghjhga thjo teach teach grassdfourrrrrasdghk

Ask Neha to teach grade four? *[Wir sollen Neha bitten, die vierte Klasse zu unterrichten?]*
yes after asfgjl (yes, after April) [Ja, zum Ende April]

What happens to her own class? She needs to be there. Even Amruth wrote the same thing. *[Was passiert mit ihrer eigenen Klasse? Sie muss dort sein. Sogar Amruth hat das Gleiche geschrieben.]*
amrgfuttghhnm hedarts everfrtythjjking by hre- dadgh (Amruth hears everything by head / heart.) *[Amruth hört alles mit dem Kopf / Herz.]*

Okay, I asked you ... what will happen to Neha's class? *[Okay, ich frage dich ... was soll mit Nehas Klasse passieren?]*
asdk neha to also teach gradefu (Ask Neha to also teach grade four.) *[Ihr solltet Neha bitten, die vierte Klasse ebenfalls zu unterrichten.]*

Okay, what do you want her to teach? *[Okay, was möchtest du, dass sie unterrichtet?]*
ask beauytty by feasdft avdxddf

I didnt understand. What do you want Neha to teach? *[Ich habe dich nicht verstanden. Was soll Neha unterrichten?]*
beauty imn all … / (beauty in all) *[Schönheit in allem …]*

Okay. What do you want to learn in Hindi? *[Also gut. Was willst du in Hindi lernen?]*
zask p;uji tgo sdteach by danvcde (ask Puji to teach by dance) *[Bitte Puji, mit Tanzen zu unterrichten.]*

Ya, you will be dancing … *[Ja, du wirst tanzen …]*
loved dance in archans class (Arching is another teacher) *[Ich habe das Tanzen in Archings Klasse geliebt (Arching ist ein weiterer Lehrer)]*

*

Der Computer war zwar da, wenn jemand ihn benutzen wollte, aber die Nutzung dieses Mediums als Kommunikationsmittel wurde nicht gefördert. Es gab keine Computerkurse. Dennoch begannen einige Kinder, immer öfter an den Computer zu gehen, um Nachrichten zu schreiben und sich damit zu verständigen. Wir waren von ihrem Wortschatz überrascht.

Ich weiß nicht, ab wann sie anfingen, bestimmte Worte zu beherrschen, oder wie sie sie lernten. Aber ich weiß, dass auch Kinder mit fünf Jahren schon lesen können. Manche von ihnen sagen einfach, mein Lehrer hat mir das beigebracht. Sie haben etwas auf einem bestimmten Niveau beigebracht bekommen … und haben es dann weiter vertieft. Manche sagen auch, dass sie durch Beobachten lernen.

Wir haben Abhi gefragt: Woher weißt du mit neun Jahren so viel? Woher kennst du so große Wörter? Daraufhin hat er gesagt:

«Götter und Göttinnen lehren mich in meinen Träumen. Sie lehren mich, indem sie Worte sagen. Ich bitte sie, mich zu lehren. Ich möchte Kindern helfen, indem ich sie verstehe.»

*

Nur zwei der Kinder schreiben von sich aus, wenn man ihnen einen Stift gibt. Die anderen schreiben, wenn man ihre Hand berührt. Ihre Schrift ist groß, verteilt sich über die ganze Seite und ist nicht ordentlich oder wohl geformt.

Wenn man ihre Hand berührt, schreiben sie die Wörter deutlich, sonst sind sie eher unleserlich. Als ich Amruth einmal fragte: «Warum muss ich deine Hand berühren, wenn du schreibst?», antwortete er sofort:

«Ich kann ihn nicht spüren. (seinen Zeigefinger)

Ich kann meine Finger nicht spüren.

Wenn du meine Hand berührst, bin ich ruhig und kann schreiben. Ich kann meine Hand spüren.»

*

Wir begannen, den Computer als Kommunikationsmittel zu nutzen. Dazu exemplarisch die folgende E-Mail von Michael, der uns damals unterstützte:

Lasst sie den Computer benutzen. Aber NICHT, um den Lehrplan zu vermitteln. Ziel der Computernutzung sollte sein, die individuellen Bedürfnisse der Kinder zu erforschen … macht ein Projekt daraus … fragt sie, was sie verletzt, was sie aufregt, was sie gerne haben und was sie wünschen … Warum schreien sie? Wenn sie ‹schlechte› Dinge tun, fragt sie danach, was da passiert ist. Fragt sie das alles am Computer und macht dies zum Inhalt des Computerunterrichts …

Einige Zeit später übernahm die Schule den Waldorf / Steiner-Lehrplan. Statt wie bisher in kurzen Blöcken beschäftigten wir uns nun über einen längeren Zeitraum hinweg mit bestimmten historischen Epochen und Mythen. Dazu gehören auch Lieder, Verse, Geschichten und viel Rhythmus und Bewegung, Zeichnen und Malen. Wir beschäftigten uns mit dem alten Indien, Ägypten und Griechenland.

Nach den Unterrichtseinheiten über das antike Griechenland und die nordischen Mythen veränderte sich etwas – plötzlich fand mehr Kommunikation statt. Und die Kommunikation wurde klarer, zusammenhängender. Die Komplexität der Empfindungen nahm zu. Manches, was die Kinder schrieben, war durchaus anspruchsvoll – sie wurden zu wahren Akteuren! Dazu gehörten unter anderem die folgenden Themen:

- Beschwerden über Lärm oder Licht
- Briefe an die Verwaltung
- Fragen zum Inhalt des Lehrplans
- Neugierige Fragen zu Lehrer:innen und Ratschläge für ihr Privatleben

Sie begannen, jedem auf dieser Welt zu schreiben! Sie schrieben Nachrichten und Ratschläge an jedermann.

Dann änderte sich der Inhalt und sie begannen, mehr über sich selbst, ihren Autismus, ihre Sinnes- und Wahrnehmungserfahrungen, ihre Gedanken und Gefühle und die wichtigen Themen in ihrem Umfeld zu erzählen.

Dann mehr über ihr Leben und ihre Bestimmung: warum sie hier sind, ihre Mission. Oft schrieben sie sich gegenseitig Botschaften – Sabari z. B. schrieb: «Amruth möchte dir Folgendes mitteilen: ...»

Eines Tages las ich der Klasse Gedichte vor, einfach so als Idee. Dann sagte ich: «Könnt ihr ein Gedicht schreiben? Bitte schreibt ein Gedicht, das mit der folgenden Zeile beginnt: ‹Wenn ich ein Baum wäre ...›»

Die ganze Klasse brach in ausdrucksstarkes Schreiben aus. Sie begannen mit sehr tiefgründigen Inhalten, spirituellen Themen und Botschaften für die Welt. Sie fingen an, sich als «Operation Love» [Operation Liebe] oder manchmal als «Free Hearts» [Freie Herzen] zu bezeichnen.

Dies war eine Zeit des schnellen Wandels. Selbst das aggressivste Kind wird beim Schreiben ruhig – es herrscht eine Art Frieden. Bei dem, was sie schreiben, achten sie sehr genau darauf, wer bei ihnen ist und ob diese Person zuhören kann.

Wie die Ernährung das Verhalten beeinflusst

«Ich habe den Stuhl zerbrochen, weil ich hungrig war.»

«Wenn ich Zucker esse, fühle ich mich sehr wild, wie ein hungriges Tier, das alle verletzen möchte. Albträume, Ängste im Bett in der Nacht, große leere Räume und niemand da zum Fühlen. Brot ist nicht gesund.»

«Ich mag keine Milch!» – «Ich möchte kein Chapatti, ich möchte Salat.»

«Bitte sag Amma, dass sie nur Essen geben soll, das in der Schule erlaubt ist. Dann fühle ich mich besser, denn Weizen bereitet mir Schwierigkeiten.»

«Wir fühlen uns gut, wenn wir kein Frooti trinken.» (Frooti ist ein süßer, abgepackter Saft.)

Körperwahrnehmung; Propriozeption

Sabari:
Ich kann meine Fingerspitzen nicht spüren und nehme auch den Druck nicht wahr. Ich kann schwach sein und sehr stark, aber das ist nicht meine bewusste Entscheidung. Ich kann viel hören, viel riechen und viel fühlen … alles.

Warum beißt du jetzt in dieses Kissen?
Ich kann meinen Kiefer nicht spüren. Ich fühle mich verloren und das Kauen gibt mir ein gutes Gefühl.

Lass uns über deine sensorischen Schwierigkeiten sprechen. Warum brummst und knurrst du immer wieder?
Um den Lärm von außen zu reduzieren.
Was noch?
Ich sehe Licht anders als du. Es ist zu hell, es ist überall, und ich bin bei hellem Licht gestresst und fühle mich bei gedämpftem Licht sicher.

Ist dieser Raum gerade zu hell?
Ein wenig hell, die Vorhänge könnten zugezogen werden.

Abhi:
Mein Körper fühlt sich immer so an, als würde er in einem Wald von historischen Ereignissen umhertreiben, und das macht mich ganz aufgeregt. Ich fühle dabei so etwas wie Stromstöße in mir und dass ich jegliche Kontrolle verloren habe. Mein Atem ist kurz und ich singe, außer Atem und ständig nach Luft ringend.

Das Gehen ist wegen der Stromstöße meiner Gefühle und der Geräusche ein Kampf. Ich verliere mein Gleichgewicht.

Kürzlich habe ich meine Mutter geschlagen und das Haus strahlt noch die Nachwirkungen davon aus. Es bedrückt mich so sehr, dass es mir die Eingeweide aufreißt. Jeder missbilligende Blick schmerzt mich so tief. Es wird viel von mir erwartet.

Über die Schule

«Lass mich das Buch nach Hause nehmen. Ich will aus einem Buch lesen, nicht aus dem Computer.»

«Geschichten lesen über Mut und Tapferkeit; Chanakya, Ashoka, Zeus.»

«Ich möchte Hindi lernen, um etwas über Nordindien zu erfahren. Bring mir Hindi durch Tanzen und Lieder bei. Erzähl mir von der großen indischen Revolution.»

«Ich möchte Bruchrechnung lernen, Subtraktion ist langweilig.»

«Wir mögen Zahlen und Berechnungen.»

«Ich möchte, dass mir jemand Mathe und Sozialkunde beibringt; mit Büchern für die siebte Klasse.»

«Wir wollen das Computerschreiben mit beiden Händen lernen.»

«Hast du für heute Hausaufgaben aufgegeben? Ich habe gestern danach gefragt.»

«Ich lese täglich die Zeitung. Ja, ich verstehe NYSE, SEBI.» (NYSE: New York Stock Exchange [New Yorker Börse]; SEBI: Securities and Exchange Board of India [indische Aufsichtsbehörde für Wertpapiere und Börsen]). «Ich mag die NASA.»

«Ich bin ein visueller Denker.»

«Ich möchte etwas über Gedanken lernen. Ich denke an Kinder.»

«Sie behandelt uns weiterhin wie Viertklässler – obwohl wir klüger sind –, weil sie uns das nicht zutraut, und das macht uns traurig, weil sie glaubt, an uns zweifeln zu müssen und uns deshalb testet.»

Über Zuhause

«Ich kann nicht schlafen, weil Amma zu viel Arbeit hat, große Belastung. Kannst du Amma bitten, so früh wie möglich zu schlafen? Wir können ihre Arbeit reduzieren, indem wir arbeiten. Wir fühlen uns komisch, wenn wir arbeiten. Vater hilft nicht. Schönes Haus. Gebt meinem Vater etwas Arbeit und Mutter entspannt sich. Mein Vater muss das Elend meiner Familie überwinden.»

«Meine Mutter sollte mehr mit Kindern mit besonderen Bedürfnissen arbeiten. Mehr lesen, mehr sagen, sich einen Job im Büro suchen, während ich weg bin, weil sie Abwechslung braucht. Bitte sage ihr, dass sie nicht müde sein soll. Ihr Gesicht verfolgt mich. Ich muss immer an ihr trauriges Gesicht denken. Eine Arbeit und schöne Saris und Jeans zu tragen würde sie aufmuntern (lacht). Nein, sie wird niemals Jeans tragen. Es würde mir helfen, weil sie sich mit sich selbst beschäftigen würde …»

«Mein bester Lehrer ist meine Mutter.»

«Kannst du Mutter bitten, sich viel zu bewegen? Ja, Mutter ist groß. Meiner Amma geht es nicht gut. Sie nimmt keine Medikamente. Kann meine Mutter eine Fußmassage bekommen? Das würde ihr helfen. Man muss mit meinem Vater sprechen. Ein Treffen mit ihr (der Betreuerin) würde meiner Mutter helfen.»

«Ich möchte zu Hause malen. Bitte sage das Amma. Ich bin sehr aktiv, aber meine Amma sagt, ich soll sitzen und essen. Ja, ich möchte gehen. Kann Amma mit mir gehen? Ich möchte, dass sie am Abend bei mir ist. Meine Mutter versteht das nicht. Sie erlaubt mir nicht, Gemüse zu schneiden. Ich möchte es lernen. Sag ihr das.»

«Das Erste, womit wir unseren Eltern helfen können, sind gute Gedanken.»

«Du kannst meiner Mutter helfen, wenn du dich nicht über sie aufregst.»

«Papa war böse auf mich, weil ich mich Amma gegenüber schlecht benommen habe. Ich habe auch gegessen. Tut mir leid, Papa. Bitte lies das für Amma und Appa.»

«Mein Bruder ist mein Held. Er liebt jeden. Wenn du mit ihm sprichst, sprich mit ihm mit Liebe. Er versteht mich. Ich bin gern mit seinen Freunden zusammen. Ich freue mich sehr, wenn er zum Sommerlager in die Schule kommt. Bitte bringe ihm bei, seinem Herzen zu vertrauen. Er liebt mich sehr. Ich liebe ihn.»

Über Sinneswahrnehmung

«Wie komme ich mit all dem Lärm zurecht?»

«Wir hören sehr leise Geräusche, wie Tiere.»

«Ich will keine lauten Schreie von Erwachsenen hören. Ich kann in ruhiger Stimmung arbeiten. Ich möchte, dass alle ohne Lärm arbeiten. Schrille Stimmen machen mich wütend. Ich fühle Schmerzen in meinem Kopf. Freundliche Lehrer sprechen mit leiser Stimme.»

«Schreien hilft mir, den Umgebungslärm zu reduzieren.»

«Alle wollen, dass ich für sie schreie, aber ich bin es leid zu schreien. Jedes Mal ich, der Tod. Jedes Mal, wenn ich schreie, fühle ich, dass ich sterben werde. Kannst du meine Freunde bitten, mir zu helfen? Ich bin allein auf meinem Weg. Sie helfen, aber sie ertragen den Schmerz in ihren Herzen nicht; sie können nicht schreien. Wenn ich schreie, fühlen sie sich besser, aber die Lehrer schimpfen. Alle sagen sie mir, dass ich nicht aufhören soll, wenn ich aufhören will.»

«Großes Problem … die Stille stört. Wir brauchen Geräusche. Kannst du ihn bitten, zu schreien, lauter zu schreien? Jeder Schrei ist Therapie für uns, bitte sag das allen. Alle reden auf ihn ein. Wenn er schreit, stellt er unsere Fragen. Er befreit mich. Sag ihm, er soll seinen Plan nicht aufgeben.»

«Ich möchte Kopfhörer haben beim Essen. Ich fühle mich gestört beim Essen. Ich muss das Essen kauen. Das macht Lärm in meinen Ohren. Kannst du das spüren? Viele Menschen sind von Gott gesegnet, dass sie in Ruhe essen können.»

«Ich mag stinkende Gerüche.»

«Das Licht des Computers ist zu hell.»

«Ich schaue gerne in die Sonne, obwohl ich weiß, dass das nicht gut für mich ist.»

«Ich mag helle Farben.»

«Wir haben Höhenangst.»

«Wir empfinden Schmerz, wenn wir uns vorbeugen.»

Akshaya:
Meine Freunde und ich freuen uns am meisten auf die Spieltherapie-Sitzungen. Da ist ein offener, ruhiger und kühler Raum mit einem interessierten Therapeuten, der uns einfach sein lässt. Es ist ein Raum, in dem die Hoffnung lebt. Es ist eine Zeit, in der wir, egal wie traurig wir uns fühlen, unser unvoreingenommenes, befreites Selbst sein können. Das reicht aus, um uns wieder gut zu fühlen. Die Spieltherapie ist eine lustige, energiegeladene und liebevolle Therapie. Ich öffne meine innere Welt und zeige sie. Mutig und freudig leben wir im gleichen Raum mit unterschiedlichen Gesetzmäßigkeiten. Ich bin sehr glücklich, in den Spiel-Sitzungen zu sein.

Über Erfahrungen von Schmerz / Leid und Freude

Amruth:
Nur ein Teil von mir ist Mensch und ein Teil Geist, der umherschwebt.

Es ist so schwer, hier zu sein, in diesem physischen Körper, es ist wie ständiger Lärm.

Mein Körper ist der eigentliche Schöpfer. Nicht meine Intentionen. Es fällt mir wirklich schwer ... es tauchen auch sensorische Probleme auf. Es ist rein körperlich. Wenn es so weit ist, entscheide ich mich für meinen Plan.

Ich tue viel zu viele Dinge, wie z. B. an meinen Achselhöhlen riechen, knurren, mich im Spiegel betrachten und schreien und Steine finden und mir schleimige Spuckbäder verpassen, meine Augenbrauen zupfen usw.

Akshaya:
Sehr schwer, auf die Erde zu kommen. Zinnoberrot bren-

nend. Fantastisch, ein kühleres Rot malen zu können. Ich fühle mich einfach pudelwohl. (Das klingt wie Amruth.) Er ist nur hier. Gibt mir endlich einen großen Schub, den ich wie eine Art Pause brauche. Fragt mich, was Klang ist und warum ich immer rede. Der Klang kommt von jenseits der Materie. Er kommt von kosmischen Wesen. Er trägt und erreicht uns ganz ungehindert. Die kosmischen Wesen sprechen zu uns durch Klang. Die Vögel geben mir das Gefühl, dass Sonnenschein und Regen wie lebendige Klänge der Erde koexistieren können. Das Wasser trägt einen Klang der Ehrfurcht und des Verzeihens in sich. Die Erde trägt den Klang von Trommeln des tiefen Friedens in sich. Sie macht meine Familie für mich lebendig. Sie schenkt nicht nur Frieden. Sie schenkt Ewigkeit. In einem Stein ist der Klang für immer eingeschlossen. In Taketina [TaKeTiNa – rhythmischer Gruppenprozess] fühle ich Frieden für immer.

Wenn ich Musik höre, kommt der Klang aus dem Tempel des Dalai Lama zu mir. Haben Sie ihn gesehen? Ich höre Klänge der Liebe und des Lichts von dort. In der Musik bewahre ich ein feines Gleichgewicht zwischen hier und dort. Meine Worte werden von kosmischen Engeln gesprochen, aber von solchen mit Herz. Jetzt ist Frieden in mir.

Warum redest du dann so viel?

Ich folge dem Kosmos und schaffe ein feines Gleichgewicht zwischen hier und dort. Ich werde die Welt in ein feines Gleichgewicht bringen. Die Geschichte lacht mich aus, aber ich kann es doch schaffen. Das ist mein Lied. Ich versuche zu singen.

Manche der Kinder beobachten uns und interessieren sich für unsere Entwicklung. Sie schreiben alle möglichen Nachrichten an ihre Lehrer:innen, ihre Eltern und an die Welt.

*

«Mein Lebensziel ist groß. Ich möchte die Welt verändern, indem ich alle liebe. Ich liebe es zu lieben. Ich liebe es, Menschen beizubringen, zu lieben. Ich möchte sie alle unterrichten.»

«Ich bin hier, um dich zu führen. Wenn du mit mir sprichst, versuche mich von innen zu spüren und rede. Liebe mich. Vertraue mir. Du tust es doch schon. Bitte deinen Kopf, innezuhalten, und dein Herz, zu hören.»

«Ich möchte die Menschen verändern. Wir ermöglichen eine Veränderung in der Haltung der Menschen. Wir schaffen die richtige Atmosphäre für die richtigen Menschen. Wir beginnen gerade mit unserer Abmachung mit Gott, die Welt zu retten.»

«Jeden Tag lerne ich die Liebe ein bisschen mehr kennen. Ich mag meine Freunde, aber ich kann nicht da sein. Ich mache Lärm für die Lehrer. Alle Kinder brauchen mich zum Schreien. Ich liebe sie alle, also schreie ich. Ich kann nicht Nein sagen zu meinen Freunden. Sie bitten mich, nicht aufzugeben auf meinem Weg. Ich zu sein ist harte Arbeit! Du kannst helfen, indem du den Rest der Gesellschaft aufforderst, sich zu ändern. Liebe jeden. Das ist besser als schreien.»

«Seh'glücklich aus im Schmerz. Die Liebe ist überall. Die Liebe ist die Antwort auf deine Verwirrung. Liebe einfach sehnsuchtsvoll. Die Herzen lieben jeden ohne Vorbehalt. Hab' Geduld mit der Liebe.»

«Ich möchte lernen, wie man tippt, um meine Ideen mit euch allen zu teilen, um den Kindern zu helfen, unsere Leiden zu verstehen … um uns dabei zu unterstützen, zu sagen, was wir über die Gesellschaft denken … Arbeit, die künftig getan werden muss. Gebt uns Arbeit in dieser Welt … wir sind zu verloren in dieser unberechenbaren Gesellschaft.»

«Alle sollen ohne Computer sprechen und schweigend unterrichten. Ja, ich kann zu den Menschen sprechen, ohne zu reden; ja, Telepathie.»

«Unterrichte mich darin, wie ich in die nächste Dimension komme.»

«Finde einen anderen Weg, um mit mir zu reden.»

«Ich hatte eine schöne Zeit mit ihr, aber es ist ihr Schicksal zu gehen. Es ist in Ordnung für mich, weil sie darum bittet, zu gehen. Lies ihr das vor. Sag ihr, sie soll es nie bereuen. Sag ihr, sie soll mich in sich spüren. Es wird ihr gut gehen.»

Prasaad (über seine Kunsttherapie-Sitzungen):
Ich stelle hier eine innere Veränderung in mir fest. Ich bin nicht nur mit meinem Unterleib für mich verantwortlich. Mein großer sonnenähnlicher Kopf trägt einen Gedanken, den ich in die Tat umsetzen kann. In mir ist nicht mehr ein Gefühl, sondern ein Gedanke. Ich denke meinen eigenen Gedanken aus meinem Inneren heraus – aus meiner Absicht. Es ist meiner, ich kann ihn fühlen.

Ich hatte den Gedanken, etwas zu malen, und ich konnte es tatsächlich tun. Wenn ich Hektor und Achilles malen wollte, konnte ich das. Das hat mir große Freude bereitet. Wenn ich diese Gabe des Denkens nicht in die Tat umsetze, kann ich nicht unabhängig sein.

Prasaad:
Nach der sechsten Klasse werde ich weggehen, weil ich die anderen ständig störe. Das sitzt in meinem Herzen. Große Hüter sind auch gegangen, also ist es nicht unvorstellbar. Dieser schwere Gedanke drückt mich nieder. Ängste überkommen mich und ich bin ziemlich überfordert. Ich bleibe liegen, denn das schwere Gewicht der Erde zieht mich nach unten. Freie Herzen verströmen einen solchen Geist, dass wir tanzen können wie Lichtwesen.

Bitte gebt mir Massagesitzungen. Die Gelenke fühlen sich nicht gut an. Ich mag manche Teile des großen Hauses nicht. Dort zu sein macht mich sehr ruhelos. Meine Mutter ist hoch, mein Bruder hoch, mein Vater niedrig und nicht auf dem Boden. Ich bin weder hier noch dort. Wieder ist der Unterricht (Schule) sehr aufregend und ich bin nicht in der Lage, ihm zu folgen. Das frustriert mich so sehr.

Gedichte aus freien Schreibsitzungen

Fischkiemen baden in Liebe
Autismus ist ein Fisch ohne Wasser
Alles, worum wir bitten, ist, in die Liebe zurückgebracht zu werden.
– *Sabari*

«Glück»
Einfach blau am endlosen Himmel
Winde, die sanft wehen für ein freieres Denken
freundliche Lieder für unsere Herzen
Liebe, die nie versagt
Geist voll kostbarer Freude
Sehnsucht ohne Hass
lichtvolle offene Herzen
glückliche Herzen, die erwachen.
– *Sabari*

«Vom Glücklichsein»
Die kleinsten Dinge machen glücklich
Unbeschwerte Herzen schenken Glück
Echte Freunde bringen Glück
Liebevolle Lehrer bereiten Glück
Gita Bhalla lässt einen Tag leuchten
Vasudha bringt Freiheit
Vater bringt die Natur zum Strahlen
Mutter hat ein ganz besonderes Herz
Nähe und Liebe bescheren Freude.
– *Abhishek*

«Liebe und Glück»
Liebliches Mondlicht erstrahlt
Liebe im strömenden Regen
Grüne spitze Hügel der Schönheit
Rosa Blumen, die Liebe bringen
Bäume, die sich in Dankbarkeit wiegen
Offene, schöne, liebevolle Fragen
Güte in Gedanken und Taten
Sich öffnende Herzen ernten.
– *Amruth*

«Gänseblümchen-Träumer»
Das seltenste der Gänseblümchen tanzt
Wenn die leise, sanfte Brise
Das goldfarbene Kleid streichelt.
Es schmückt sich darin
Und lauscht dem weissen Wind
Hört die Herzen singen
Bringt ruhige Kraft
Seine Nahrung sind gute Taten
Hoffnung lebt in seinen Samen
Jeder Tag … ein Geschenk.
– *Hari*

«Ganga» (Ganges)
O friedliche Mutter Ganga
Ich gehe zu dir
Mögen deine unsterblichen Wasser
Unsere Sünden und Sorgen wegspülen

Du mäanderst hinab in fruchtbares Land
Bringst mit dir strahlendes Licht
Und Hoffnung, unser Land
Mit kleinen Gesteinsbrocken zu nähren

Ich bin geboren, um zu sterben
In deinen friedlichen Wassern
In Amrit [antike Stadt im heutigen Syrien] abgefüllten
leuchtenden Wassern …
Oh, Mutter Ganga
Erhöre mein Gebet
Höre meinen Ruf zu dir …

«Der weiße Wind»
Elegant, schwungvoll
Die Lungen frei
Singen wunderschöne, leuchtende Elfen
in Chören
Das Universum hört mein Lied
Puji tanzt einfach. Ein großartiges Gefühl! Erhaben.
Die Freude fühlt sich an, als würden hundert Berge
emporgehoben!

Erstaunliche Fähigkeiten

Autismus ist nicht gleichbedeutend mit geistiger Zurückgebliebenheit. Tatsächlich deutet die dokumentierte Prävalenz des ‹autistischen Gelehrten› darauf hin, dass das Gegenteil der Fall ist. Von Autismus Betroffene verfügen häufig über eine bemerkenswerte, aber polarisierte bzw. hochspezialisierte Intelligenz.

Ich erinnere mich, wie ich Aditya in Hyderabad kennenlernte – einen Jungen im Teenageralter, der zwar sprachbegabt war, bei dem jedoch Autismus diagnostiziert wurde, weil er zu äusserst starren, sich wiederholenden Aktivitäten, Formulierungen und Ideen sowie zu Gewaltausbrüchen neigte. Es war extrem schwierig für ihn, die offensichtlichsten sozialen Signale zu erkennen. Als wir in seinem Hinterhof spazieren gingen, wollte er unbedingt, dass wir uns an einem blühenden Jasminstrauch erfreuen. Er nahm eine Handvoll Blätter und wiederholte: «Wollt ihr daran riechen? … daran riechen?», während er uns die Blüten und Stängel buchstäblich in die Nase steckte! Das Gleiche tat er auch mit seiner eigenen Nase.

Wir erlebten die traurige Kombination von reiner, guter Absicht und gewalttätigem Verhalten und Grenzüberschreitung. Die Unfähigkeit, die Autonomie des anderen zu spüren, machte sein soziales Leben unmöglich, deshalb musste er in seinem Zimmer bleiben und wurde von Gästen und gesellschaftlichen Ereignissen ferngehalten.

Gleichzeitig konnte er in Sekundenschnelle die kleinsten gemeinsamen Nenner von fast jeder ganzen Zahl nennen. Unglaublich. Er verbrachte seine Tage damit, in seinem Zimmer immer wieder komplexe geometrische Formen zu zeichnen und Zahlen und Mathematik zu studieren. Ich sass da mit Aditya und einem Taschenrechner. Er hielt nie inne und machte keinen Fehler. Ich sagte 4'688. Er sagte sofort 1, 2, 4, 8, 16, 293, 586 usw. Ich sagte 56'293. Und er sagte emotionslos 1, 41, 1'373, …

5
Unser Ansatz im Überblick

Sehen Sie, beobachten Sie einmal, welcher Unterschied es ist, wenn Sie an das Kind mehr oder weniger gleichgültig herantreten, oder wenn Sie an das Kind herantreten mit wirklicher Liebe. Es ist sofort, wenn man mit wirklicher Liebe an das Kind herangetreten ist, wenn der Glaube aufhört, dass man mit technischen Kunstgriffen mehr machen könne als mit wirklicher Liebe, sofort die Wirksamkeit der Erziehung, besonders bei abnormen Kindern, da.
– Rudolf Steiner[4]

Wie sehe ich auf dieses Kind mit Autismus-Spektrum-Störung?

In der folgenden Zeichnung sieht ein Mann ein Kind auf drei verschiedene Arten:

1. Als ein Kind, das geistig zurückgeblieben oder pathologisch beeinträchtigt ist.
2. Als ein göttliches oder fortschrittliches Wesen – das Gegenteil der ersten Sichtweise.
3. Als ein Kind mit Fähigkeiten und Schwächen, wie alle Kinder.

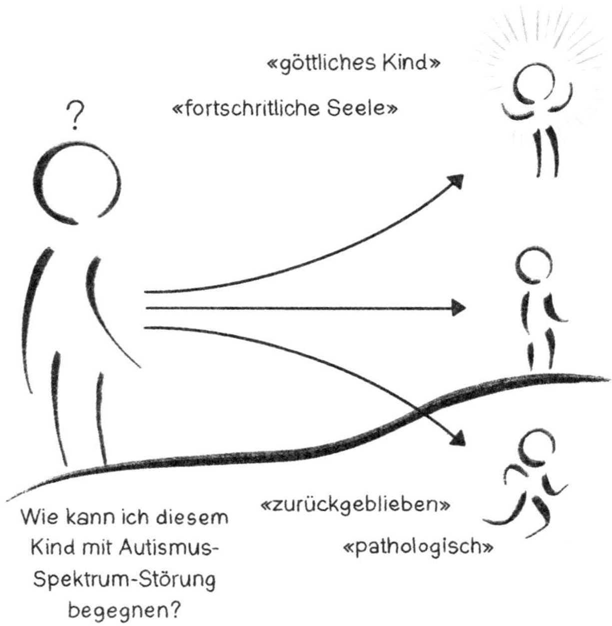

Das, was hier zum Tragen kommt, ist das gewahrsame Bewusstsein des Beobachters. Wenn wir einfach nur beobachten, was um das Kind herum geschieht, ohne vorgefasste Vorstellungen, könnte man dies als phänomenologisches Beobachten bezeichnen. Einfach ausgedrückt heisst das:

Der Beobachter

- versucht keine diagnostischen Etiketten zu verwenden.
- ist bestrebt, einen offenen Raum und eine nicht wertende Sichtweise mit warmem Interesse zu bewahren.
- kultiviert eine andere Art der Verbindung, der Kommunikation – nicht über die üblichen Kanäle des Blickkontakts und der Worte.

Wir können sehen, dass wir eine gleichzeitige Wahrnehmung aller drei Standpunkte aus dem Diagramm haben sollten.

Überwindung des Schubladendenkens

In ihrem Buch *The Autistic Brain* (Das autistische Gehirn) stellt Temple Grandin fest, dass eine der größten Herausforderungen für Fachleute das ist, was sie als «Etiketten-Denken» bzw. Schubladendenken bezeichnet. Dabei handelt es sich um eine reduktionistische Tendenz zu Diagnosen und Behandlungsplänen. Es fängt mit der Auflistung von Defiziten an und führt zu Fragen wie «Was ist das Wichtigste, was man für ein autistisches Kind tun kann?» oder «Was kann ich tun, um ein Kind zu stoppen, das sich hin und her schaukelt?» Grandin selbst sagt: «Etiketten-Denker wollen Antworten. Diese Art des Denkens kann eine Menge Schaden anrichten.»[5] Es gibt, so Grandin, ein Etikett – Autismus –, aber nicht jede:r Betroffene hat das gleiche Profil an sensorischen Problemen.

Sie fordert ihre Leser:innen auf, die individuellen Symptome und das sensorische Profil eines Kindes zu beachten. Grandin beschreibt, wie man von einem Etikett zu einer «brauchbaren Diagnose» gelangen kann. Als Rudolf Steiner nach Kindern mit besonderen Bedürfnissen gefragt wurde, sprach er von der Notwendigkeit, eine «nützliche Diagnose» zu entwickeln. Eine nützliche bzw. handhabbare Diagnose ist jedoch nicht ein Etikett, sondern vielmehr ein Wegweiser hin zur Therapie.

Unser Ansatz besteht darin, sich vom Etikett zu lösen, den Druck im Hinblick auf eine Problemlösung zu verringern und stattdessen die verschiedenen Fähigkeiten in bestimmten Bereichen wirklich zu beobachten. Dies auch, um verschiedene Blickwinkel zu sammeln und Fragen zu erörtern, die sich auf die kontextuellen Veränderungen in den Fähigkeiten und Verhaltensweisen des Kindes beziehen.

«Das Denken in Bezug auf die einzelnen Symptome wird es uns schließlich ermöglichen, über Diagnose und Behandlung in Bezug auf jeden einzelnen Patienten nachzudenken.»
– Temple Grandin[6]

Im Folgenden finden Sie ein Beispiel für Notizen, die während und unmittelbar nach dem ersten Treffen mit einem Jungen gemacht wurden:

Blick in die Peripherie; Laufen auf Zehenspitzen; schnelles, häufiges Händeklatschen; keine Reaktion, wenn sein Name gerufen wird, aber überdurchschnittliches Gehör bei Außengeräuschen – reagiert auf ein Motorrad auf der Straße;
starr gehaltene Körpermuskeln, flache Atmung, sich wiederholende Schaukelbewegungen; Stöhngeräusche im Takt mit starken Schaukelbewegungen, ruheloses Erkunden des Raums, dabei alles kurz anfassen;
Berührungsempfindlichkeit: überempfindlich gegen Berührungen am Hinterkopf und im Nacken, dagegen fast unempfindlich gegen Schmerzen an anderen Stellen, z. B. beim Schlagen auf die Stirn, beim Kratzen im Gesicht, bis es blutet und Narben hinterlässt;
kann keine Seelenwärme zum Ausdruck bringen, andere Menschen werden wie Objekte behandelt. Dennoch gibt es flüchtige Momente mit echtem Augenkontakt und einem Gefühl der Verbundenheit.

Diese groben Notizen sind keine brillanten, klaren, objektiven Beobachtungen; im Sinne einer nützlichen und umsetzbaren Diagnose liefern sie jedoch Hinweise für die Behandlung.

Die heilpädagogische Sichtweise

> *Und wenn Sie da in der richtigen Weise sich hineinvertiefen, so werden Sie selbst bald finden, dass das nicht in der Weise gegeben werden kann, dass man hört: das ist für das gut, das ist für das gut –, sondern nur dadurch, dass ein fortwährender lebendiger Zusammenhang entsteht. Dieses Auseinanderreißen des lebendigen Zusammenhanges ist etwas, was nicht da sein sollte. Da darf nicht beginnen ein gewisser Egoismus im Spezialwirken, sondern nur die Sehnsucht, sich hineinzustellen in das Ganze.*
> *– Rudolf Steiner*[7]

Das obige Zitat stammt aus einem Vortrag zum Thema «Heilpädagogik» von Rudolf Steiner aus dem Jahr 1924, dem Jahr vor seinem Tod. Es ist offensichtlich, dass Steiner hier vor einem ‹Schubladendenken› und generischen Behandlungsprotokollen warnt. Er weist auch darauf hin, dass es notwendig ist, dass eine Gruppe von Menschen zusammenarbeitet, bei der jede:r die richtige Stelle einnimmt.

Interessant ist, dass die Heilpädagogik nicht als abstrakte Theorie entstanden ist. Eine kleine Gruppe junger Menschen stellte Rudolf Steiner Fragen zu bestimmten Kindern mit Lern- und Bewegungsproblemen. Er versammelte eine Gruppe von Ärzt:innen und Pädagog:innen um sich und folgte dieser Anfrage nach einer Zeit der Beobachtung und einer Reihe von Konsultationen und Gesprächen. Das Neue bei Rudolf Steiner war die Idee, dass Ärzt:innen und Pädagog:innen gemeinsam beobachteten und diskutierten.

Diese Perspektivenvielfalt, die zu einer flexiblen, dynamischen und sich ständig verändernden Sichtweise führt, die von verschiedenen Fachleuten geprägt ist, ist ein zentraler Aspekt der Heilpädagogik.

Diese Vorträge wurden vor einer sehr kleinen Gruppe von Pionier:innen gehalten. Zum 50. Jahrestag dieser Vorträge im Jahr 1974 gab es bereits über 200 Zentren rund um die Welt. Seit dem Jahr 2000 ist diese Zahl auf über 500 Zentren in mehr als 40 Ländern angewachsen – eine wahrhaft globale Bewegung.

In unserer Arbeit mit Autismus sind die heilpädagogische Sichtweise und das damit verbundene gemeinsame Arbeiten ein Kernelement. Es gibt viele Hindernisse in den Strukturen und Gesetzen der modernen pädagogischen und medizinischen Praxis. Wir bemühen uns immer, die Idee der gemeinsamen Beobachtung in das Studium des Kindes einzubringen, da wir immer wieder gesehen haben, wie dies Früchte tragen kann, die weit über das hinausgehen, was sich der rationale Verstand vorstellen kann.

In den Vorträgen des Heilpädagogischen Kurses bezeichnete Steiner diese Kinder als *Seelenpflege-Bedürftige*.

Was bedeutet das?

Ein Zitat aus Carlo Pietzners Broschüre *About Curative Education* ist hier hilfreich. Es beschreibt auch sehr schön, wie diese «simultane Wahrnehmung» in der Praxis aussehen kann. Pietzner schreibt:

> *«Das Konzept geht davon aus, dass die Seelentätigkeit eines behinderten Menschen durch entsprechende Pflege und Übung so gelenkt und angeregt werden kann, dass sie zum Vermittler zwischen dieser Individualität und ihrer schwerfälligen körperlichen Natur wird. So wird eine intakte geistige Entelechie im Gegensatz zu einer beschädigten, unzureichenden*

oder einseitigen körperlichen Grundlage postuliert. Jedoch braucht die Seele Hilfe und Unterstützung, wenn sie lernen soll, zwischen ihrer höheren Absicht und ihrem unvollkommenen Instrument zu vermitteln. Ein Element der ‹Heilung› muss aktiv werden. Und das ist der wichtigste Bestandteil der ‹besonderen Seelenpflege›, die Rudolf Steiner empfohlen hat.»
– Carlo Pietzner[8]

In der Heilpädagogik wird die Individualität als unzerstörbar angesehen. Individualität könnte auch als Essenz oder Geist bezeichnet werden – das spirituelle individuelle Selbst jenseits von Körper und Seele. Wenn man eine Verbindung zu der einzigartigen Essenz eines Menschen herstellt, kann man Wege finden, ihm zu helfen. Das Individuum ist immer mehr als die Herausforderungen, denen es sich in seinem Körper gegenübersieht.

Nachdem wir von den Kindern gehört und die obigen Ideen über die ‹Betrachtungsweise› verdaut haben, möchten wir nun die wichtigsten Ideen zusammenfassen und unseren Ansatz beschreiben.

Fünf Kerngedanken

1. Dem Kind in seinem inneren Wesen begegnen (es kann spüren, dass Sie das tun).
2. Umwelt- und nicht Verhaltensmanagement.
3. Bei der Ernährung ansetzen: Leber und Verdauung unterstützen.
4. Körpergefühl und Wahrnehmung des Kindes fördern.
5. Aufbau einer therapeutischen Gemeinschaft, die auch die Eltern einschließt.

1. Dem Kind in seinem inneren Wesen begegnen

Versuchen Sie, *dem Kind* in verschiedenen Kontexten *zu begegnen* – mit den Eltern, im Klassenzimmer, beim Mittagessen, zu Hause, im Bus, auf dem Spielplatz, tagsüber und nachts.

Nehmen Sie wahr, wie das Kind mit unterschiedlichen Freunden, verschiedenen Familienmitgliedern und Therapeut:innen umgeht.

Fragen Sie: Was ist beständig? Was ändert sich mit der Umgebung? Beobachten Sie die physische Umgebung, die soziale Umgebung und die sensorische Umgebung und schreiben Sie auf, was Sie wahrnehmen: Farben, Licht, Geräusche. Wie geht es dem Kind, wenn es mit strengen Erwartungen konfrontiert wird?

Sind Gleichgültigkeit und Verurteilung ein Problem?

Hat das Kind Angst vor Bestrafung?

Wie geht es dem Kind, wenn man ihm mit Interesse, Geduld und Liebe in einer Umgebung begegnet, in der es bedingungslos akzeptiert wird?

Sprechen Sie mit anderen, die dieses Kind kennen. Organisieren Sie eine Kinder-Studie mit all denjenigen, die bereit sind, dabei mitzumachen.

Im Laufe der Zeit entsteht aus diesen Beobachtungen, die von verschiedenen Beteiligten gemacht werden, ein Bild vom Wesen des Kindes, und wir bekommen ein Gefühl für die Qualität seines inneren Lebens.

Beobachten und dokumentieren Sie die Lebensrhythmen des Kindes:

- Was isst es?
- Wie und wann isst es?

- Wie und wann schläft es?
- Wie sehen seine Stuhlgewohnheiten aus und was beeinflusst sie?

Es ist entscheidend, dass die Therapie auf die Lebensrhythmen abgestimmt ist. Biorhythmen sind wichtig für die inneren Organe wie die Leber. Die Lebensrhythmen verbinden den Menschen mit der Außenwelt durch zirkadiane Rhythmen (in Verbindung mit der Sonne und Tag / Nacht).

Die Festlegung der Essens- und Schlafenszeiten und die richtige Dosierung sind wie ein ärztliches Rezept. Jedes Kind benötigt individuell abgestimmte Nährstoffmengen und spezifische Schlafzeiten. Das Leitprinzip bei all dem ist:

> *«Der Geist ist unversehrt – das physische Fahrzeug bereitet Mühe.»*

Das ist genau das, was uns die Kinder in ihren eigenen Worten sagen, wenn sie sich selbst beschreiben. Wir suchen also anhand der Verhaltensweisen nach dem Unsichtbaren, dem Innenleben des Kindes. Wir versuchen nicht, die Defizite und Ausbrüche zu beheben. Wir versuchen nicht, sie zu beseitigen, zu verändern, zu verbieten, zu bestrafen oder zu belohnen.

Eine hilfreiche Idee, um dem Wesen des Kindes zu begegnen, ist die Vorstellung, dass Beethoven oder Mozart ein Solokonzert spielen. Man lauscht der schönen Musik, die der Musiker und das Klavier erklingen lassen.

Stellen Sie sich nun vor, dieselbe Person würde auf einem kaputten oder verstimmten Klavier spielen.

Wie würde die Musik nun klingen? Und falls wir vorher noch nie Klaviermusik gehört haben, was könnten wir dann über das Talent oder die Fähigkeiten dieser Person sagen?

2. Umwelt- und nicht Verhaltensmanagement

Siehe dazu insbesondere die Einleitung, S. 23–26 und die vorangegangenen Kapitel.

3. Die Ernährung an erster Stelle

Siehe auch den Anhang zum Thema Ernährung.

In der Medizin und der epidemiologischen Forschung herrscht das Muster vor, dass bei vielen sogenannten Verhaltensproblemen zunächst psychologische Ursachen vermutet werden, dann allmählich das Gehirn und die Neuronen als Ursache in Frage kommen und erst zum Schluss die Aufmerksamkeit auf den unteren Teil des Menschen, den Stoffwechsel und die Verdauung, gerichtet wird.

Insbesondere aufgrund der Häufigkeit von Autismus und ADHS gibt es immer mehr Erkenntnisse über die Verbindung zwischen Darm und Gehirn. Diese Anschauung setzt sich nun immer mehr durch. Die australische Autismus- und ADHS-Stiftung zitiert beispielsweise Forschungsergebnisse, die darauf hindeuten, dass «diese Erkrankungen mit genetischen Prädispositionen in Verbindung stehen, die durch Umweltfaktoren ausgelöst werden [...] wie z. B. eine ‹westliche› Ernährung, die aus zu vielen nährstoffarmen, raffinierten Lebensmitteln, Zusatzstoffen, Präparaten und Farbstoffen sowie weiteren Chemikalien besteht»[9].

4. Den Körper spüren: Propriozeption und Körperwahrnehmung

Ich kann meine Fingerspitzen nicht spüren und nehme auch den Druck nicht wahr. – Sabari

Eric Chen, ein chinesischer Junge, den wir in Singapur trafen, schrieb Folgendes über die Beziehung zu seinem Körper:

Der autistische Junge
Der einen Körper hatte, der nie richtig war
einen Körper, der ihm nie sagte, was er fühlte
ein Körper, der nie auf seinen Willen hörte
als säße er in einem außerirdischen U-Boot fest,
in den Tiefen des Ozeans.

Wenn wir den Worten der Kinder folgen, finden wir eindrucksvolle Beschreibungen eines Kindes, das einen Körper hat, das Gliedmaßen hat, sie aber nicht fühlen kann. Man muss sich wirklich einen Moment Zeit nehmen, um sich vorzustellen, wie das sein muss.

Propriozeption ist die Fähigkeit, die eigenen Muskelkontraktionen zu spüren und anzupassen und auch die Auswirkungen der Schwerkraft zu spüren, sich darauf einzustellen und auszugleichen. Forschungen mit Astronauten haben ergeben, dass die Zeit, die sie abseits der Schwerkraft verbracht haben, zu einem Zustand führt, in dem sie Wörter verkehrt herum lesen – rückwärts und auf dem Kopf stehend –, was auf die Schwerelosigkeit zurückzuführen ist und als «Weltraumlegasthenie» bezeichnet wird.

Die Kinder berichten, dass sie das Gefühl haben, von ihrem Körper abgekoppelt zu sein; sie haben das Gefühl, sich selbst zu beobachten, anstatt in ihrem eigenen Körper zu leben.

Einer der faszinierendsten Aspekte der Lebensreise von Temple Grandin (wie in dem Film über ihr Leben gezeigt) ist ihre «Quetschmaschine». Sie entwickelte eine große Holzkiste, in die sie auf Händen und Knien hineinkriechen und einen Hebel betätigen konnte, um zu erfahren, wie stark sie von den beweglichen Holzwänden zusammengedrückt wurde. Dies beruhigte sie in Momenten unkontrollierbarer Angst und verhinderte öffentliche Zusammenbrüche. Wir können dies aus der Perspektive der Körperwahrnehmung und der Propriozeption verstehen. Die Quetschmaschine vermittelt ein unmittelbares Gefühl für die Position des eigenen Körpers im Raum.

Körperwahrnehmung kann durch Massage und oft auch durch festes Berühren gefördert werden. Rhythmische Massage und Craniosacraltherapie sind sehr raffinierte und einfühlsame Möglichkeiten der körperorientierten Therapien. Handgestenspiele können außerdem sehr therapeutisch sein. Andere Bewegungstherapien, die strukturierte rhythmische Bewegung beinhalten, sprechen die Körpersinne auf unterschiedliche Weise an: Heileurythmie, Morgenkreis in der Klasse, Tanz, Gymnastik und Mannschaftssport.

Aus wahrnehmungspsychologischer Sicht hat die Unfähigkeit, die Bewegungen des eigenen Körpers zu spüren, tiefgreifende Auswirkungen auf das elementare Gefühl, geerdet, ruhig und sicher zu sein. Höhere Funktionen wie Kommunikation und Sozialisation erfordern das Gefühl für sich selbst als Zentrum des Bewusstseins. Rudolf Steiners bahnbrechende Arbeit über die zwölf Sinne bietet einen Rahmen, um dies zu verstehen.

Die Arbeit mit der Propriozeption (dem Bewegungssinn) und dem vestibulären System (dem Gleichgewichtssinn) ist für die Behandlung von Autismus von entscheidender Bedeutung. Diese muss für jedes Kind mit seinen individuellen sensorischen Verarbeitungsschwierigkeiten angepasst werden. Die Anwendungen können in Form von einfachen Berührungs- und Massagetechniken erfolgen, die von Eltern und Betreuungspersonen durchgeführt werden. Es gibt auch eine große Auswahl an altersgerechten Kinderspielen, einschließlich Spielen mit Handgesten, die durch Sprache und Gesang begleitet werden. Auch Unterrichtsaktivitäten und Lehrpläne können unter Berücksichtigung der sensorischen Verarbeitung entwickelt werden – dies haben wir in den Schulen, in denen wir gearbeitet haben, genau so gemacht. Der Lehrplan für die Heilpädagogik basiert auf einem tiefgreifenden Wissen über die Zusammenhänge der zwölf Sinne, insbesondere auf der Vorstellung, dass die Sprachbildung einen gut entwickelten Bewegungssinn voraussetzt. Dies ist ein umfangreiches Thema und kann in diesem Buch nur angerissen werden.

5. Autismus erfordert eine heilsame Gemeinschaft, die Eltern und Familie einschließt

Die Therapie von Autismus erfordert eine Gemeinschaft von Menschen: Ärzt:innen, Lehrkräfte, Therapeut:innen, Eltern und Familie. Das Kind erhält etwas von jedem Einzelnen, aber was noch wichtiger ist, ist das, was das Kind erhält, wenn es von den herzlichen Beziehungen, die in der heilenden Gemeinschaft gelebt werden, umgeben ist.

Diese Personen sollten sich regelmäßig treffen, um die erzielten Fortschritte zu evaluieren, Programmänderungen vorzunehmen und die verschiedenen Sichtweisen auf das Kind zu besprechen. Dies trägt dazu bei, dass ein *Gesamtbild* des Kindes entsteht und nicht nur einzelne Elemente sichtbar werden. Gerade bei der Behandlung von Autismus kann es vorkommen, dass das Kind an verschiedenen Therapien teilnimmt, die in der ganzen Stadt verteilt sind – Ergotherapie, Sprachtherapie, ABA (Applied Behavior Analysis bzw. Angewandte Verhaltensanalyse), Massagen, Reiten,

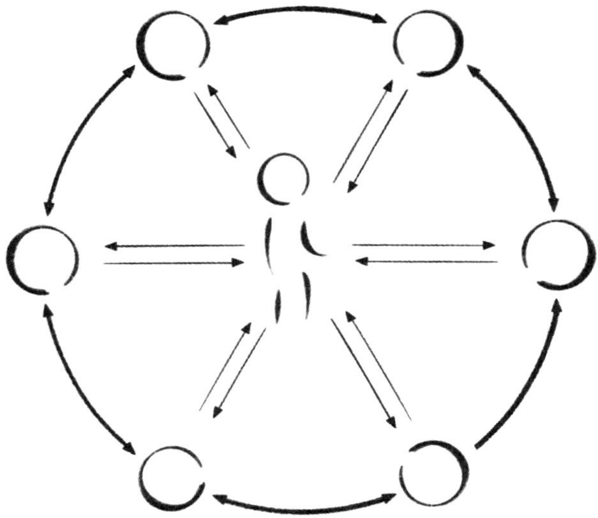

THERAPEUTISCHE GEMEINSCHAFT

Musiktherapie usw. Oft werden all diese Dinge dem Kind nur fragmentarisch vermittelt. Dem Kind mit Autismus fehlt die Fähigkeit zur Integration. Es fehlt an integrativen Kräften im Inneren des Kindes, so dass das therapeutische Prinzip darin besteht, die Integration von außen herbeizuführen. Dies kann in der sozialen Umgebung geschehen.

Den Prozess leiten kann ein Arzt, eine Lehrkraft oder ein Elternteil. Die eigentliche Führungskraft ist das Wesen des Kindes, das sich jedoch hinter einem Schleier verbirgt. Wir haben festgestellt, dass Kinder positiv reagieren, wenn dieser Kreis gut funktioniert. Der therapeutische Kreis ist eine sich selbst organisierende Gruppe von Menschen. Er funktioniert, wenn allen Beteiligten das Interesse des Kindes am meisten am Herzen liegt. Aus diesem gemeinsamen Willen kann eine sich selbst verwaltende, dienstleistungsorientierte und dynamische Struktur entstehen.

Die Herausforderung besteht darin, eine spirituell bewusste therapeutische Gemeinschaft zu schaffen. Im Leben eines Kindes mit Autismus-Spektrum-Störung werden viele verschiedene Menschen eine Rolle spielen. Kann jede Person mit ihrem spezifischen Beitrag ihren Platz finden und auch anerkennen, was andere in den gesamten Kreis um das Kind einbringen?

Jede Person im Leben des Kindes bringt ihre individuellen Fähigkeiten ein, jedoch stets zum Wohle des Kindes. Das ist die Art und Weise, wie wir therapeutische Gemeinschaften aufgebaut haben. Wir haben versucht, dies in Südindien in den verschiedenen Zentren so umzusetzen, weil wir festgestellt haben, dass die Kinder umso besser darauf ansprechen, je mehr Leistungen in einem Netzwerk von Wärme und gegenseitigem Interesse gemeinsam erbracht werden.

Wie aus dem Bild des therapeutischen Kreises um das Kind hervorgeht, sind die *Beziehungen zwischen Therapeut:innen, Lehrkräften und Eltern* noch wichtiger als die Art der Therapie.

Dieses erweiterte Modell der sensorischen Integration erfordert, dass das Kind in einem integrierten und kohärenten sozialen Netz von Helfer:innen eingebunden ist. Die Rolle des Arztes besteht darin, diese multidisziplinäre integrative Landschaft von Therapeut:innen und Pädagog:innen zu begleiten. Dies erfordert Zeit für persönliche Begegnungen und die Vermittlung eines gemeinsamen Bildes des betroffenen Kinds.

6
Therapieansätze: Erkenntnisse und Grundlagen

«Die wichtigste Voraussetzung für die Therapie eines Autisten ist Liebe und Vertrauen; ohne Liebe ist die Therapie nutzlos, denn Liebe löst eine starke innere Reaktion aus. Der Autist fühlt sich verloren und einsam. Er weiß die Liebe voll zu schätzen, ist aber durch den Mangel an Kommunikation sehr beeinträchtigt.»
– Krishna Narayan[10]

Wie können wir zu einem sinnvollen pädagogischen Ansatz und hilfreichen Therapien kommen? Wie können wir uns darauf vorbereiten, Prasaads Ruf *Begegne mir, so wie ich bin* zu hören? Die fünf Kerngedanken aus dem vorigen Kapitel können unsere Denkweise und Praxis unterstützen.

1. Dem Kind in seinem inneren Wesen begegnen (es kann spüren, dass Sie das tun).
2. Umwelt- und nicht Verhaltensmanagement.
3. Bei der Ernährung ansetzen: Leber und Verdauung unterstützen.
4. Körpergefühl und Wahrnehmung des Kindes fördern.
5. Aufbau einer therapeutischen Gemeinschaft, die auch die Eltern einschließt.

Dem möchten wir nun noch weitere praktische Beispiele und Schlussfolgerungen hinzufügen.

Lehrplan

Was den Kindern in Indien zu helfen schien, war, sich über längere Zeit mit demselben Thema zu beschäftigen. Der Steiner / Waldorf-Lehrplan ist in inhaltliche Epochen von drei bis vier Wochen gegliedert. In Saandeepani und V-Excel beschäftigten wir uns drei bis sechs Monate lang mit denselben Themen. Dies ermöglichte eine mehrfache und ausgiebige künstlerische Auseinandersetzung mit einem Thema, z. B. mit dem antiken Griechenland – mit Musik, Zeichnen, Malen, Bewegung und Theater. Wir stellten fest, dass die Kinder durch diese Art der Auseinandersetzung den Inhalt wirklich erleben und aufnehmen konnten. Kinder, die kaum sprechen konnten, begannen zu singen, und es entstanden Bilder und Zeichnungen. Die Kinder wurden aktiver in ihren Gliedern, lebendiger in ihrem Willen.

Das Ziel dieser Methode der Inhaltsvermittlung ist nicht das Herunterbeten von gelerntem Stoff. Es ist vielmehr ein Weg, mit den Kindern auf der Gefühls- und Seelenebene in Kontakt zu treten. Das haben auch die Lehrer:innen bei V-Excel festgestellt: «Nach den Unterrichtsstunden über altgriechische und nordische Mythen war eine Veränderung feststellbar – plötzlich fand mehr Kommunikation statt. Und die Kommunikation wurde klarer, kohärenter.»

Prasaad beschreibt im Folgenden, wie sich seine Fähigkeit verändert hat, seine bewusste Absicht durch seine Gliedmaßen auszuführen:

Ich stelle eine innere Veränderung in mir fest.

Ich bin nicht nur mit meinem Bauch für mich selbst verantwortlich.

Mein großer sonnenähnlicher Kopf trägt einen Gedanken, den ich in die Tat umsetzen kann.

In mir ist nicht mehr ein Gefühl, sondern ein Gedanke.

Ich denke meinen eigenen Gedanken aus meinem Inneren heraus – aus meiner Absicht.

Es ist meiner, ich kann ihn fühlen.

Ich hatte einen Gedanken, etwas zu malen, und ich konnte es tatsächlich tun.

Wenn ich Hektor und Achilles malen wollte, konnte ich das. Das hat mir große Freude bereitet.

Wenn ich diese Gabe des Denkens nicht in die Tat umsetze, kann ich nicht unabhängig sein.

Ich fühle mich während dieser Sitzungen von meiner Autismus-Spektrum-Störung befreit.

Soziale Integration

Nutzen Sie jede Gelegenheit, das autistische Kind in den Alltag einzubeziehen: Einkaufen, in den Park gehen, in die Bibliothek, zum Schwimmen und zu Festen. Wenn das Kind Neues erlebt, können starre Verhaltensmuster und Reizüberflutung zunehmen und das Kind vorübergehend überwältigen. Denken Sie daran, dass solche wiederholenden Verhaltensweisen oder Gedankenfixierungen dem Kind als Selbstschutz dienen. Oder anders gesagt: Sie sind eine Geste der Selbsterkenntnis – das Bemühen, sich in sich selbst sicher zu fühlen, sich mit sich selbst zu identifizieren. Manchmal können diese Verhaltensweisen äußerst beunruhigend sein, vor allem, wenn sie in der Öffentlichkeit eskalieren. Bei der Arbeit mit einzelnen Kindern in Bezug auf bestimmte Formen von Starrheit oder Fixierungen ist es daher hilfreich, ein Verständnis für soziale Integration mitzubringen.

Im Folgenden einige hilfreiche Fragen, die man sich beim Umgang mit Fixierungen stellen sollte:

- Weshalb ist es notwendig, ein Objekt der Fixierung zu haben?
- Inwiefern bietet das Fixierungsobjekt Schutz?
- Wie sieht der innere Sinnesprozess aus, der hier stattfindet?
- Wie kann ich dieses Bedürfnis auf angemessene Weise zulassen?

Stellen Sie sich ein zweijähriges Kind vor, das einen Wutanfall hat, so dass es in gewisser Weise in diesem Zustand ‹feststeckt› – es kann sich selbst nicht mehr daraus befreien. Oft kommt eine verbale Aufforderung überhaupt nicht mehr an – aber vielleicht hilft es, dem Kind einen Snack, ein Glas Wasser oder eine herzliche Umarmung anzubieten, um es zu beruhigen.

Wer kann das spüren und entsprechend handeln? Wie können wir spüren, was ein Kind braucht?

Wir können das nur in einem Raum der Liebe spüren, wenn wir ohne Wertung und mit warmem Interesse hinschauen. Wenn das Kind spürt, dass Sie es wahrnehmen, dann wird alles, was Sie tun, funktionieren. Das ist der wahre Schlüssel zur Therapie.

Dr. Karl König, der frühe Pionier der Heilpädagogik, drückte denselben Gedanken so aus:

> *«Nur die Hilfe von Mensch zu Mensch – die Begegnung von Ich mit Ich – das Gewahrwerden der anderen Individualität, ohne des Nächsten Bekenntnis, Weltanschauung und politische Bildung zu erfragen – sondern einfach das Aug' in Auge-Blicken zweier Persönlichkeiten, schafft jene Heilpädagogik, die der Bedrohung des innersten Menschseins heilend*

entgegentritt. Allerdings wird das nur dann wirksam sein können, wenn eine grundlegende Herzenserkenntnis dabei berücksichtigt wird.»
– Karl König[11]

Im Leben eines Kindes mit Autismus-Spektrum-Störung werden viele verschiedene Menschen eine Rolle spielen. Wir haben uns daher diese Frage gestellt: Kann jede Person mit ihrem spezifischen Beitrag ihren Platz finden und auch anerkennen, was andere in den gesamten Kreis um das Kind einbringen?

Unsere Erfahrung hat gezeigt, *dass* dies *möglich ist* und dass wir dann mit hoher Wahrscheinlichkeit die erstaunlichen Entwicklungssprünge, Erfolge und Fortschritte sehen werden, die wir uns für diese Kinder erhofft und erträumt haben. Wenn man Berichte über Kinder liest, die es geschafft haben, die Autismus-Spektrum-Störung hinter sich zu lassen bzw. sich ‹erholt› haben, stellt man oft fest, dass es in Wirklichkeit die Menschen in der Umgebung des Kindes sind, die eine vollständige Veränderung erfahren haben. In diesem Fall kann das Kind über eine ‹Brücke der Wärme› gehen, die durch die Liebe, das gemeinsame Lernen und die Bemühungen der Gemeinschaft entstanden ist. Dann kann das Kind mit uns gehen, sprechen und unter uns sein, in einem Kreis, den es selbst gebildet, verändert und vermenschlicht hat. Prasaad verwendet die Metapher des «Schlüssels zum Öffnen» dieser Brücke der Wärme und führt uns damit zu unserem eigenen Herzen, unserem inneren Leben:

Sie (die Lehrer) sind der Schlüssel und die Türe, um diese große Verantwortung, die auf ihren Schultern und ihren Herzen lastet, ‹zu öffnen›, indem sie nach innen schauen und sich selbst verändern.

Die Brücke der menschlichen Wärme

Der amerikanische Kinderarzt Michael Allen, der selbst ein Kind mit besonderen Bedürfnissen großgezogen hat, sagte in einem Interview mit der Zeitschrift *Lilipoh*:

> *«Menschen mit Behinderungen bringen karmischen Segen und karmische Arbeit für Eltern, Geschwister, Betreuer:innen – einfach für alle, die in irgendeiner Weise mit ihnen in Beziehung stehen. Dies ist ein echter Christus-Heilungsimpuls, um soziale Verbundenheit zu lernen, und wie wir für unsere Mitmenschen sorgen können. Jede Behinderung bringt eine besondere Lektion für den Betroffenen, die Eltern, die Familie und die Gemeinschaft mit sich.»*[12]

Die neueren Entwicklungen in der westlichen Medizin gehen seit den 1970er Jahren zumindest theoretisch auch in diese Richtung, wonach die soziale, psychologische und spirituelle Dimension von Krankheit zunehmend anerkannt wird, wie es die «Bewegung der primären Gesundheitsversorgung» aufgezeigt hat. Dieser Ansatz betont:

- Berücksichtigung der sozialen Aspekte von Gesundheit im Gegensatz zu einer engen biomedizinischen Sichtweise der Krankheitsursachen
- Konzentration auf umweltfreundliche Medizin, Krankheitsprävention und Gesundheit der Bevölkerung
- Beteiligung und Einbeziehung der Gesellschaft in Gesundheitsfragen
- Wichtigkeit eines sektorübergreifenden Ansatzes – z. B. Verknüpfung der Bereiche Gesundheit und Bildung

Schon damals sprachen führende Expert:innen der Weltgesundheitsorganisation von einem «bio-psycho-sozialen»

Ansatz und einer Sichtweise, die versucht, Gesundheit und Krankheit mit Blick auf die Bedeutung für das Leben des einzelnen Menschen zu untersuchen. In den letzten Jahren hat sich vor allem im Zusammenhang mit der Arbeit in indigenen Gemeinschaften mit ihren spirituellen Überzeugungen der Begriff «bio-psycho-sozial-spiritueller Ansatz» durchgesetzt, der auf Konferenzen und in Veröffentlichungen häufig herangezogen wird.

Es ist enttäuschend zu sehen, wie sehr diese Ideale der Weltgesundheitsorganisation in der Praxis der Gesundheitsfürsorge im konzeptionellen Bereich verbleiben. In Bezug auf die Autismusforschung sind die Denkweisen und Erkenntnisse auf der ganzen Welt stark auf biomedizinische Kausalität und Behandlungsmethoden auf der Grundlage von chemischen Überschüssen / Defiziten ausgerichtet. In vielen Fällen ist das Denken an das biomedizinische Modell gekoppelt. Was hat das zur Folge? Es kettet uns alle an Pharmazeutika als unsere einzige Hoffnung und Antwort. Die medizinische Forschung und Entwicklung scannt, testet und probiert auf der Ebene des physischen Körpers und sucht nach chemischen Ungleichgewichten und Medikamenten, um diese zu beheben. Im Fall von Autismus / ADHS handelt es sich um psychoaktive Medikamente. – Wir haben zunehmend die Situation, dass es normal ist, kleinen Kindern psychoaktive Medikamente zu verabreichen: Ritalin ist ein typisches Beispiel dafür.

Eine aussagekräftige Studie bringt Ritalin mit erhöhter «Unfallneigung» sowie erhöhter Unfallhäufigkeit in Verbindung. In einer groß angelegten deutschen Studie wurde festgestellt, dass schwere Verletzungen bei Kindern mit Ritalinkonsum sechsmal häufiger als in der Kontrollgruppe beobachtet wurden. Kinder verunglücken häufiger, wenn sie von ihren Körperempfindungen, ihrer somatischen Natur, abgekoppelt sind.[13]

Hinzu kommt, dass die sogenannte ‹alternative› medizinische Bewegung in den letzten Jahren immer mehr wie eine Karikatur des biomedizinischen Modells daherkommt. Wie viele Organisationen und Websites geben einem Mangel oder Überschuss an bestimmten Mineralien die Schuld und verkaufen sie dann?

Diese Sackgasse führt uns genau in den Bereich der Heilpädagogik und der anthroposophischen Medizin.

Anthroposophische Medizin ist ein ganzheitlicher und menschenzentrierter Ansatz im Bereich der Medizin. Sie wird von Ärzten praktiziert, die eine schulmedizinische Ausbildung absolviert haben, aber die konventionelle wissenschaftliche Sichtweise durch ein Verständnis der Gesetzmäßigkeiten des lebenden Organismus sowie der emotionalen und spirituellen Aspekte des Menschen erweitern. Anstatt Krankheiten in bestimmte Kategorien einzuteilen und die Behandlung einer bestimmten Krankheit zu standardisieren, strebt die anthroposophische Medizin danach, die einzigartigen Aspekte der menschlichen Konstitution und des biografischen Weges zu berücksichtigen.
– Dr. Adam Blanning

In der anthroposophischen Medizin wird versucht, den Begriff der Krankheit nicht zu eng zu fassen, sondern in einen möglichst großen Zusammenhang zu stellen. Ein heilpädagogisch ausgebildeter Lehrer wird so zum Beziehungsforscher. Ein wahrhaft seelisch-geistiger Ansatz geht sogar noch einen Schritt weiter, indem die folgende Frage aufgeworfen wird: Warum nimmt Autismus in der modernen zivilisierten Gesellschaft in so alarmierendem Maße zu? Was bedeutet das? Und was wird dabei von uns verlangt?

In seinem Interview beschreibt Dr. Allen die dramatische Zunahme von Autismus als ein Phänomen, das weit über den Bereich der individuellen Genetik, der Familiengeschichte, des Geburtstraumas, der Umweltgifte und Impfstoffe hinausgeht. Seine Betrachtungsweise bezieht sich vielmehr auf die gesamte westliche Zivilisation und das rasante industrielle / technologische / wirtschaftliche Wachstum der jüngeren Geschichte. Das Ergebnis dieses rasanten Wandels ist, dass das Alltagsleben der Kinder in ihrem jeweiligen Zuhause ganz anders aussieht als noch vor zwanzig Jahren.

Laut dem Pädagogen Eugene Schwartz sehen wir heute, wenn wir Krankheiten als Spiegel unserer Zeit betrachten, Gleichgültigkeit, soziale Isolation, Schüchternheit und mangelndes Einfühlungsvermögen in diesem Spiegel. In Menschen mit Autismus können wir diesen Merkmalen begegnen, wodurch diese Menschen zu opferbereiten Spiegeln unserer Zeit werden.

Wir leben in einer Zeit des Materialismus. Dieser extreme Materialismus hält uns von unserer geistigen Entwicklung ab. Das ist ein Zeichen unserer Zeit. Die Aufgabe des Autismus ist es, diesen übermäßigen Materialismus auszugleichen.

Autismus kann also sowohl als Folge als auch als Heilmittel dieses übermäßigen Materialismus betrachtet werden. Wir leiden an der Unfähigkeit, uns spirituell zu entwickeln und uns tief mit unseren Mitmenschen zu verbinden. Durch Menschen mit Autismus wird uns dies bewusst und das gibt uns die Möglichkeit, uns von uns selbst und unserem Abtau-

chen in die materialistische Welt zu lösen und uns darauf zu konzentrieren, unseren Kindern mit Autismus und der Welt im Allgemeinen zu helfen. Wir müssen sensibel, fürsorglich und liebevoll genug sein, um uns für die Gaben zu öffnen, die diese Menschen in die Welt bringen. Mit gesundem Einfühlungsvermögen und Toleranz können wir sie unterstützen und lernen, die Bedeutung und Ausgewogenheit ihrer Inkarnation zu verstehen. Dabei lernen wir, nach gesunden sozialen Beziehungen zu streben und unser Potenzial als spirituelle Wesen weiterzuentwickeln.
– Michael Allen, MD, FAAP, ABIHM, ACAM14

(Doctor of Medicine, Fellow in the American Academy of Pediatrics, American Board of Integrative Holistic Medicine, American College for Advancement in Medicine [Doktor der Medizin, Mitglied der Amerikanischen Akademie für Pädiatrie, Vorstand für Integrative ganzheitliche Medizin, Institut zur Förderung der Medizin])

Wir haben immer wieder beobachtet, dass Eltern autistischer Kinder desillusioniert, beunruhigt und sogar wütend sind angesichts eines unzureichenden medizinischen Systems und mangelndem Einfühlungsvermögen und Verständnis ihnen gegenüber. Letztendlich zwingt dies die Eltern dazu, auf der Suche nach Verständnis und Hilfe selbst zu Forscher:innen zu werden und alles zu lesen und zu recherchieren. Sie werden selbst zu evidenzbasierten Forscher:innen – sie beobachten ihr Kind aus nächster Nähe und teilen dann online die Wirkungsweise einer Sprachtherapie, einer Chelattherapie oder einer Ernährungsumstellung. Das Internet ist überschwemmt mit diesen Informationen, und Eltern, Fachleute und Familien navigieren durch die widersprüchlichen Denkansätze.

Rudolf Steiner sagte bereits, dass es um die Jahrtausendwende so viele widersprüchliche Informationen in der wissenschaftlichen Welt geben wird, dass man den Unterschied zwischen richtig und falsch nicht mehr erkennen wird. Das erwies sich als prophetische Warnung. Er führte weiter aus, dass genau dieses Dilemma eine große Chance für den Individualisierungsprozess bieten wird, den er sein Leben lang immer wieder aufgezeigt hat. Krankheit kann im Rahmen dieses Individualisierungsprozesses als Kampf der individuellen Seele gegen die entmenschlichenden Kräfte der Außenwelt gesehen werden. Laurens Van Der Post kritisiert in seinen Schriften zur Heilpädagogik die «Industrialisierung des Westens, [...] die Rationalisierung des europäischen Geistes, den zunehmenden Materialismus und die Entfremdung des Menschen von seinem instinktiven Selbst»[15]. Seiner Meinung nach «ist und bleibt das Werk Rudolf Steiners lebendig, zeitgemäß und dynamisch»[16]. Die Heilpädagogik bringt dabei «Ausgleich und Kompensation für die Missstände und Unverhältnismäßigkeiten dieses Jahrhunderts, denen Steiners Geist so einfallsreich entgegenwirkte»[17].

Es gibt keine einfache Pille zur Heilung, und wie Autismus selbst, ist die Behandlung komplex und sehr von den sozialen Beziehungen abhängig. In der heutigen Zeit braucht nicht nur das Kind mit Autismus Weisheit und Liebe, um sein Wesen und seine Gaben zu entdecken und zum Ausdruck zu bringen. Genau das ist vielmehr unser aller Herausforderung als globale Gemeinschaft von Eltern und Pädagog:innen.

Dieses Buch, inspiriert von den Kindern, denen wir begegnet sind, möchte die Leser:innen dazu ermutigen, das Kind mit Autismus aus einem breiteren Blickwinkel zu betrachten. Unsere jahrelange Arbeit mit einzelnen Kindern hat uns zu dieser breiteren, ganzheitlichen Sichtweise eines jeden Kindes in seinem vielschichtigen, sich verändernden Umfeld geführt. Zur Umwelt gehören auch die Menschen und die Qualität der menschlichen Beziehungen um das Kind herum.

Jede menschliche Seele ist in einem Körper untergebracht und lebt inmitten von Abraxas. Rudolf Steiner bezeichnet die Individualisierung als das Ziel der menschlichen Evolution. Steiner weist jedoch noch auf einen weiteren Aspekt hin: Individualisierung ist ab einem bestimmten Punkt von der Gemeinschaft abhängig. In Bezug auf Entwicklung und Evolution legt Steiner in seinem Werk großen Wert auf die Begegnung, die Zusammenkunft zwischen zwei oder mehreren Menschen. Dieser Gedanke fließt in seine praktischen Ratschläge zur Erziehung und Medizin ein.

Wenn wir das zunehmende Auftreten von Autismus in der heutigen Zeit mit diesen kontextuellen Gedanken im Hinterkopf betrachten, sind wir vielleicht in der Lage, uns nicht mehr im ‹Autismus-Puzzle› zu verlieren, sondern das Ganze zu sehen und einige sinnvolle Ansätze daraus abzuleiten.

Aus entwicklungsgeschichtlicher Sicht haben wir in den letzten paar hundert Jahren eine rasante Industrialisierung erlebt. Viele Kulturen auf der Welt versuchen, die wissenschaftliche Weltanschauung mit traditionelleren, spirituell orientierten Kulturformen zu verbinden. Unserer Erfahrung nach ist Autismus in städtischen, industrialisierten Gebieten stärker verbreitet. Spiegelt die Zunahme von Autismus also diesen globalen Wandel wider?

Systemisch betrachtet, könnte man sagen, dass die ganze Welt heute einseitig auf den Materialismus ausgerichtet ist. Bei vielen modernen Krankheiten beginnen wir, die Ursache in den kombinierten Auswirkungen von Schadstoffen,

Umweltgiften, Impfstoffen sowie der modernen Ernährungsweise und den landwirtschaftlichen Methoden zu suchen.

Im Allgemeinen können wir jedoch sagen, dass Autismus nichts anderes ist als die Unfähigkeit, mit dem Materiellem umzugehen.

Von der Nahrungsaufnahme bis zum Umgang mit Gegenständen wie Stiften kämpft das Kind mit Autismus damit, mit den Dingen dieser Erde, mit dem Materiellen, umzugehen. In der Regel schaffen es die Betroffenen nicht, eine erfolgreiche Karriere zu machen und gut bezahlte Jobs im Wirtschaftssystem zu bekommen. Die viel höhere Prävalenz bei Jungen (vier zu eins, männlich zu weiblich) ist in diesem Zusammenhang interessant.

Gleichwohl weisen sie uns auf die Notwendigkeit eines Umdenkens in so vielen Bereichen des modernen Lebens hin. Besonders hinsichtlich Elternschaft und Kindererziehung. Sie fordern uns auf, unsere Beziehungen zu vertiefen – sie verhelfen uns zu mehr Spiritualität und Orientierung an den nicht-materiellen Aspekten des menschlichen Daseins. Wenn Verhalten Sprache ist, dann würde das Kind mit Autismus vielleicht so sprechen:

> *«Ich brauche Hilfe, um mich zu individualisieren. Ich bin hypersensibel und übermäßig abhängig von der Außenwelt, daher spiegelt mein Verhalten meine Umgebung wider. Ich vergrößere das, was in der Umgebung lebt, und mache es sichtbar. Bitte bestrafe mich nicht dafür, sondern versuche, mich zu verstehen. Ich möchte mich ändern. Ich kann mich leichter ändern, wenn sich mein Umfeld ändert. Du, lieber Freund, bist ein Teil meiner Umgebung.»*

Und wir, die wir der dominierenden Kultur angehören,

versuchen, sie zu heilen. Indem wir an unserer Perspektive und Fachkompetenz festhalten, ‹kolonisieren› wir sie und versuchen, ihre Weltsicht in Richtung unserer eigenen ‹neurotypischen› Erfahrungswelt zu verändern. Wir kategorisieren sie und isolieren sie gar gesellschaftlich. Und dann versuchen wir, unser Leben so weiterzuleben, wie wir es bisher getan haben. Wie sieht es aus, wenn diese Tendenz, ‹abnormales Verhalten› zu klassifizieren, zu diagnostizieren, auszugrenzen und zu behandeln, ungehindert weitergeht?

> *«Wir haben ja im Grunde genommen gar kein weiteres Recht, über die Normalität oder Abnormalität des kindlichen Seelenlebens oder menschlichen Seelenlebens überhaupt zu reden, als indem wir hinschauen auf dasjenige, was durchschnittsmäßig ‹normal› ist. … Mit solch einer Beurteilung ist überhaupt nicht viel anzufangen, und das erste, was eintreten sollte, ist, dass der Arzt und Erzieher eine solche Beurteilung ablehnt …»*[18]
> *– Rudolf Steiner*

Wir können Antworten finden, indem wir mit den Menschen zusammenleben, die mit Autismus leben.

Indem wir Gemeinschaften aufbauen, in denen wir miteinander leben und Interesse füreinander haben.

Wir zwingen sie nicht, so zu werden wie wir.

Wir wollen nicht so werden wie sie.

Dann beginnen wir, durch ihre Augen zu sehen, durch ihr sensorisches Profil zu erleben.

Aus diesem Bemühen heraus können dann parallele Reisen beginnen.

Sie betreten unsere Welt.

Sie beginnen, die Welt mit unseren Augen zu sehen.

Wir entwickeln Mitgefühl für ihre Bemühungen, ihre Kämpfe.

Wir lernen, Verhaltensweisen als Schrift und Sprache zu verstehen.

Fenster beginnen sich zu öffnen.

Kommunikation erfordert diesen warmen Raum. ‹Verhaltensänderung› entsteht dann ganz natürlich.

Die Aufgabenstellung ist eigentlich folgende:

Wie können wir Fähigkeiten entwickeln, um den anderen zu verstehen?

Nicht durch stille spirituelle Übungen und Meditation, sondern durch die praktische Arbeit mit diesen Kindern,

indem wir uns bemühen, ihre unsichtbaren Bedürfnisse zu spüren.

Dann findet eine Art Alchemie statt.

Die therapeutische Gemeinschaft um das Kind – Familie, Therapeut:innen, Ärzt:innen, Lehrkräfte –

wir alle schaffen Beziehungen – warme Beziehungen –, die die Kinder nachahmen können.

Wir werden ihrer Nachahmung würdig.

Es kommt der Tag, an dem wir eine neue Kultur schaffen.

Sie ist nicht mehr so einseitig, mit materialistischen Werten.

Sie ist ausgeglichener und humaner.

Das ist die zukünftige menschliche Kultur.

Sie entsteht durch eine echte und wahre Begegnung mit autistischen Menschen.

Wenn wir entgegennehmen, was sie zu uns bringen.

Sie kommen mit außergewöhnlichen Fähigkeiten in eine Welt, die nicht in der Lage ist, diese Fähigkeiten zu erkennen

oder sie sinnvoll zu nutzen.

So erscheinen sie uns fremd.

Diese Fähigkeiten werden pathologisiert – die Hypersensibilität wandelt sich in Unvermögen, das Leben zu bewältigen.

Für einen Musiker wird die Sensibilität für Klänge zum Beruf.

Für Temple Grandin wurde die Sensibilität für Tiere zu einer Berufung.

Die Schriften unserer Kinder in Chennai sind eindrucksvolle Werke.

Sie können uns verändern.

Wenn wir das Geschenk erkennen, das jedes Kind mitbringt – dabei seine Hand halten und ihm helfen, Hindernisse zu überwinden –,

dann verwandeln wir gemeinsam das, was eine Behinderung war,

in eine Geste der Entwicklung und Veränderung.

Dies ist die Botschaft der Kinder, mit denen wir gereist sind.

Das ist es, was eine Gruppe von nichtsprechenden, heranwachsenden Jungen, die sich «freie Herzen» nennen,

ihre verdeckte Mission genannt hat: «Operation Liebe».

So wird ein Geheimnis zu Flügeln und eine Last zum Flug.

Abschließende Worte: Aus dem inneren Leben

Zwei unserer Kinder haben folgende Zeilen geschrieben (eigentlich hat nur eines von ihnen geschrieben, aber er sagte, es seien die Gedanken seines Freundes):

Über die Freiheit

In meinem Inneren
Unendlich viele Vögel,
sie leben in Familien mit eingesperrten Träumen.

Ich suche den Schlüssel
Ich suche das Schloss, das ich erstellt habe.

Außerhalb von mir gibt es keinen Käfig
In mir selbst liegt der Schlüssel.

Wo schließe ich mich ein?
Warum fühle ich mich eingesperrt?
Freiheit wird gelebt,
nicht gegeben oder genommen.

Dies ist meine einfache Botschaft heute.

Befreie dich von Schuld, von Verletzung, von Schmerz.
Denn nur du kannst es.

– Amruth and Shiva

Anhang

Ernährung, reduzierte Kost und Rückkehr zu bestimmten Lebensmitteln

Bei der Arbeit mit Kindern mit Autismus-Spektrum-Störung sind im Bereich der Ernährung verschiedene Aspekte zu berücksichtigen. Zunächst einmal gibt es verschiedene Arten, das Wort ‹Ernährung› zu verstehen, z. B. physisch durch Nahrung, durch die Sinne und auch durch warme, vertrauensvolle Beziehungen. Als manche der Kinder größer wurden und begannen, sich durch Kunst und Poesie auszudrücken, war das auch eine Art von Nahrung, die eher in den Bereich des Seelischen fällt.

Ich möchte hier jedoch über meine Erfahrungen und Erkenntnisse in Bezug auf die Arbeit mit Ernährungsrhythmen, die Auswahl von Nahrungsmitteln für einzelne Kinder in verschiedenen Phasen der Therapiearbeit und die Ergebnisse dieser Methoden berichten.

Ich möchte betonen, dass Kinder eine Vielzahl von sensorischen und relationalen Aspekten gleichzeitig erleben, auch wenn ich mich hier auf den Blickwinkel der spezifischen Ernährung beschränke, die ein Kind erhält oder nicht erhält. In der Realität ist es schwierig, all diese eng miteinander verbundenen Faktoren, die zur selben Zeit und im selben Raum auf die Kinder einwirken, zu trennen. Ernährungsprogramme hängen stets mit den übrigen erwähnten Lebenserfahrungen und der sich verändernden Sinneswelt des Kindes, seinen Schlafgewohnheiten und den wichtigsten Beziehungen in seinem unmittelbaren Umfeld zusammen.

Diese Sichtweise führt uns weg von der bloßen Fokussierung auf ernährungstechnische Einschränkungen und Toleranzen auf der körperlichen Ebene und nimmt uns vielmehr mit auf eine Reise in das innere Leben des Kindes durch diese sich verändernden Lebensrhythmen. Daher wünsche ich mir eine Neuausrichtung des Fokus weg von objektiv messbaren physischen Ernährungsprogrammen hin zu einer aufmerksamen Beobachtung des tatsächlichen Prozesses des Ausprobierens verschiedener Ernährungsprotokolle. Beobachtung von was? Wohin soll unser Fokus gerichtet werden? Auf die innere Wahrnehmung des Kindes.

Die entscheidende Frage lautet dann: Wie verändert sich die innere Erfahrung des Kindes bei dieser oder jener Ernährungsweise und wie bringt es diese Erfahrung zum Ausdruck? Verstehen zu lernen, wie das Kind sein Innenleben wahrnimmt, und es mit Einfühlungsvermögen zu beobachten, war mein erster Schritt auf dem Weg zur Arbeit mit Lebensrhythmen.

Bei meiner Arbeit mit diesen Kindern setzte ich mich mit der jeweiligen Familie zusammen, und wir einigten uns gemeinsam auf ein zwölfwöchiges Ernährungsprogramm. In der Praxis war das oft nicht einfach, vor allem in den ersten Jahren meiner Arbeit. Man verlangt von den Eltern, dass sie sich auf eine völlig neue Art der Ernährung für ihr Kind einstellen. In vielen Fällen war dies für Eltern, die bereits unter enormem Stress standen, einfach nicht möglich. Manche Eltern konnten nicht eine einzige ganze Nacht ruhig schlafen.

Aber nachdem wir nun seit vielen Jahren die Auswirkungen einer Ernährungsumstellung in Hunderten von Fällen beobachten konnten und damit eine bewährte und erprobte Arbeit vorweisen können, weiß das Team, welche positiven

Veränderungen von diesem schwierigen Schritt zu erwarten sind. Die Vorfreude auf dieses positive Ergebnis war für uns ein starker Anreiz.

Was tun wir als ersten Schritt? Zunächst beschäftigen wir uns ausführlich mit den drei Hauptmahlzeiten und den festgelegten Tages- und Nachtrhythmen.

Auf den ersten Blick sieht das so aus:

Frühstück: vor 9 Uhr; glutenfreies Getreide und Eiweiß (schwerste Mahlzeit)

Mittagessen: zwischen 12 und 13 Uhr; glutenfreies Getreide und Eiweiß mit Gemüse

Abendessen: zwischen 17.30 und 19 Uhr; glutenfreies Getreide und Eiweiß mit Gemüse (leicht verdauliche / leichteste Mahlzeit)

Kein Getreide oder Eiweiß zu anderen Zeiten als den Hauptmahlzeiten.

Einige Lebensmittel wurden bei diesem Programm vollständig gestrichen:

- Alle glutenhaltigen Getreidesorten;
- Milch und Milcherzeugnisse außer Butterschmalz (Ghee);
- alle verarbeiteten, konservierten und raffinierten Lebensmittel;
- alle Früchte;
- einige Gemüsesorten werden in kleinen Mengen angeboten.

Diese strikte Auswahl hat zu einem sehr einfachen, konsistenten Programm geführt.

Ursprünglich arbeitete ich in den ersten Jahren mit südindischen Familien. Ich hatte enorme Schwierigkeiten, Milch und Milchprodukte zu vermeiden – Joghurt und Milch haben in Südindien eine große kulturelle Bedeutung. Ich sah mich mit den missbilligenden Blicken vieler traditioneller Großmütter konfrontiert, die sich fragten, wovon in aller Welt ich sprach!

Andererseits waren einige der alten traditionellen Rezepte aus diesen Teilen der Welt für unser Programm von großem Nutzen. Im verstädterten Indien waren die Geschäfte und lokalen Läden zu dieser Zeit bereits voll mit verarbeiteten, abgepackten Lebensmitteln. Im Grunde genommen mussten die meisten Familien zu ihrer alten, traditionellen Art des Kochens für Kinder zurückkehren, nur ohne Milch und Joghurt.

Im weiteren Verlauf meiner Nachforschungen erfuhr ich, dass viele der alten traditionellen indigenen Gemeinschaften im Bundesstaat Andhra Pradesh ihre Kinder auf ähnliche Weise ernähren wie in unserem Programm, und in diesen abgelegenen Gemeinschaften berichten die Ältesten bis heute nicht darüber, dass es so etwas wie Autismus in ihren Reihen gibt.

Sobald ich diese einfache, rhythmische und konsequente Art und Weise, Kinder mit warmen, hausgemachten, lokal angebauten Körnern und Proteinen zu ernähren, etabliert hatte, begann ich mit der nächsten Ebene meiner Arbeit.

Detox (Entgiftung) und Supplementierung

Als ausgebildete Kinderärztin war es für mich ein natürlicher erster Schritt, mich mit den Früchten der Arbeit vieler Menschen, die sich in den letzten 50 Jahren mit dem Thema der Darm-Hirn-Achse auseinandergesetzt haben, zu beschäftigen und diese in meine Praxis zu integrieren. Das Buch «Children with Starving Brains»[19] [Kinder mit hungrigen Gehirnen] wurde ungefähr zu der Zeit veröffentlicht, als ich mit der ersten Gruppe von Kindern zu arbeiten begann, also in meinen ersten Jahren vor Saandeepani. Die Autorin, Dr. J. McCandless, die sowohl Ärztin als auch Mutter eines Kindes mit Autismus-Spektrum ist, hat sich eingehend mit der Verbindung zwischen Darm und Gehirn und auch mit dem biomedizinischen Ansatz befasst.

Bei den Kindern in Saandeepani, die nach diesem rhythmischen, eingeschränkten Ernährungsplan lebten, begannen wir mit der Verabreichung von lokal wirksamen Antimykotika und probiotischen Nahrungsergänzungsmitteln. Manchen Kindern wurden außerdem Zink- und Kupferpräparate verabreicht.

Es gab Kinder, die an unserem Programm teilnahmen und bereits an andere Nahrungsergänzungsprogramme angeschlossen waren, die von internationalen Fachleuten entwickelt worden waren. Viele indische Eltern suchten Hilfe in der ganzen Welt. Wir haben diese anderen Programme und Methoden für die betroffenen Kinder bestehen lassen und sie in unseren Programmablauf integriert. Das führte dazu, dass ich Kinder in einer Gruppe hatte, die an vielen verschiedenen Nahrungsergänzungsprogrammen teilnahmen.

Obwohl wir eine klare Vorstellung davon hatten, worum es in diesem Programm zur Stärkung des Darms ging und was wir erreichen wollten, gab es eine große Offenheit und Flexibilität angesichts der Bedürfnisse und Voraussetzungen, die jedes einzelne Kind mitbrachte.

Die Eltern hatten so viele Fragen und begannen, von «*Freiheit innerhalb der Grenzen*» zu sprechen. Zwar gab es eine Struktur (und Regeln) in Bezug auf Essen und Schlafen, aber innerhalb dieser Struktur wurden die individuellen Bedürfnisse der einzelnen Familien berücksichtigt.

In dieser frühen Phase der Forschung stieß ich auf *Wasted Talent [Verschwendetes Talent]*, ein Buch von Krishna Narayanan. Ich folgte seinem Vorschlag, dass die ayurvedische Arbeit mehr erforscht werden müsse, weil sie ihm bei der Behandlung seines Autismus geholfen hatte. Das brachte mich auf eine Reise in den Bundesstaat Kerala, wo ich von traditionellen ayurvedischen Heilern lernte.

Auf meiner einzigartigen persönlichen Reise habe ich drei verschiedene Wege miteinander kombiniert:

1. Mein biochemisches Verständnis aus der gängigen medizinischen Forschung zu Darm und Gehirn;
2. Ayurvedische medizinische Weisheit;
3. Vorträge und Schriften von Rudolf Steiner und Dr. Ita Wegman – der innere Weg der Anthroposophie.

Dieser innere kontemplative, wissenschaftliche Weg, der von der Anthroposophie geprägt war, führte mich in einen Prozess des Zusammenlebens mit Kindern mit Autismus, um diagnostische Bilder zu gewinnen. Die Herausforderung, aus diesen objektiven phänomenologischen Beobachtungen meditative Bilder für die kontemplative Betrachtung hervorzubringen, führte zum Beginn der spirituellen Autismusforschung.

Interessanterweise besteht darin für mich auch die Essenz des Autismus: auf der Ebene des Körperlichen zu arbeiten und dies durch geistige Arbeit hinter der körperlichen Erscheinung zu ergänzen. Auf diese Weise habe ich mit jedem Kind gearbeitet.

Welche spezifischen, individuellen Aspekte sind innerhalb dieses Rahmens der eingeschränkten, rhythmischen Ernährungsweise für die einzelnen Elternpaare entscheidend? Welche Fragen muss ich stellen, um zu verstehen, warum die Einhaltung des Ernährungsprogramms für die Familie dieses oder jenes Kindes so schwierig ist? Diese Fragen führten mich über den Rahmen dessen hinaus, was üblicherweise im Sprechzimmer erfolgt. In einem Fall war es hilfreich, die Beziehung zwischen der Großmutter und den Eltern, die mit dem Kind zusammenlebten, zu stärken und eine Kluft zwischen ihnen zu überbrücken. Beide, die Eltern und die Großmutter, mussten bei der Umsetzung dieses Ernährungsprogramms zusammenarbeiten.

Bei einem anderen Kind musste die Mutter Freunde in unserer Gemeinde finden, die ihr mit den Rezepten halfen. In einem anderen Fall musste die Mutter die ganze Familie in das Programm einbeziehen, und konnte dann beobachten, wie die ganze Familie davon profitierte. Und so weiter und so weiter …

Was ich damit sagen will, ist, dass, obwohl das Ernährungsprogramm einfach ist, der Weg jeder einzelnen Familie um das Kind herum für mich zentral wurde. Jede Familie auf dieser Reise mit unterschiedlichen Wegen zu begleiten, die Bedürfnisse zu erkennen und zu erfüllen, die sich aus jeder spezifischen Situation ergaben, brachte mich zu einem neuen Verständnis.

In den Fällen, in denen die gesamte Familie einen neuen Lebensstil und eine neue Art des Umgangs miteinander und mit der Außenwelt gefunden hat, wurde der Bedarf an weiteren Schritten in Form von Detox-Programmen oder Nahrungsergänzungsmitteln immer geringer. Und wenn aufgrund der Besorgnis der Eltern dennoch Handlungsbedarf bestand, konnten wir dies mit der richtigen Ernährung lösen. Im Folgenden finden Sie einige *hilfreiche Faktoren für Detox- bzw. Entgiftungsprogramme.*

Rhythmen der Leber

Essenszeiten und Schlafrhythmus unterstützen eine gesunde Leberfunktion. Die Leber ist das Entgiftungszentrum des Körpers.

Verwendung von Schwarzhirse [Ragi]: Dies hilft sowohl bei der Entgiftung als auch bei der Mineralstoffzufuhr. Ragi wird als Getränk oder als gekochtes Getreide als Teil der Hauptmahlzeit angeboten.

Die Familie wurde dabei unterstützt, natürliche Entgiftungsreaktionen bei den Kindern zuzulassen und diese nicht zu unterdrücken (z. B. Hautausschläge, Erkältungs- und Hustenreaktionen, Verhaltensänderungen).

Bei Bedarf erhielten die Kinder natürliche Heilmittel zur Unterstützung der Verdauungs- und Leberprozesse.

Soweit möglich, erfolgte die Mineralstoffzufuhr über die Nahrung. Bei Bedarf wurden natürliche Ergänzungsmittel gewählt, z. B. die verschiedenen anthroposophischen Eisenpräparate.

In allen Fällen habe ich die Familie in viele Gespräche über den Tagesablauf des Kindes einbezogen. Diese bewusste Auseinandersetzung mit den Eltern und Großeltern über den täglichen Lebensrhythmus hatte positive Auswirkungen auf die Entwicklung der Kinder. Einige der Veränderungen, die wir bei den Kindern, die diese Programme durchliefen, beobachteten, waren ein besserer Schlaf und eine bessere kognitive Verarbeitung, und diese Veränderungen wurden in der Regel nach einem Zeitraum von zwölf Wochen deutlich.

Je länger das Kind konsequent an den Programmen teilnahm, desto besser und nachhaltiger stellten sich positive Veränderungen ein. Bei älteren Kindern dauerte es manchmal sechs bis zwölf Monate, bis wir erste Veränderungen beobachten konnten. Bereiche, in denen wir positive Ergebnisse dokumentiert haben, waren die Aufmerksamkeitsspanne und die sozialen Verhaltensweisen. Diese Kinder sprachen immer besser auf jede Art von sensorische Therapien an, und die positive Reaktion auf die Therapie war bei Kindern, die an einem Ernährungsprogramm teilnahmen, grundsätzlich konsistenter und nachhaltiger.

Einige Familien brauchten größere Unterstützung und mehr Zeit, um sich an diesen neuen Lebensstil zu gewöhnen und ihn ohne Unterbrechungen beizubehalten. Für manche Eltern war die Unterstützung ganzer Gemeinschaften aus Lehrer:innen, Therapeut:innen und der Schulleitung hilfreich.

Wiedereinführung von Nahrungsmitteln (der Beginn der Selbstwahrnehmung über den Körper)

Ungefähr in der Phase, in der der Alltag wieder leichter zu bewältigen war, wurde meist über die Wiedereinführung von manchen Nahrungsmitteln diskutiert. Natürlich war das, wie bei allem anderen auch, von Familie zu Familie sehr unterschiedlich. Einige Eltern wollten gar nicht erst über einen Rückblick sprechen; sie fühlten sich sehr wohl und wollten ohne Veränderungen weitermachen.

Mit einigen Familien kam es jedoch zu Gesprächen, sobald die Eltern sich entspannt fühlten, wenn es darum ging, die alltäglichen Abläufe wie Essen, Schlafen usw. zu bewältigen. Im Rahmen meiner Arbeit konnte ich feststellen, dass es bei Kindern mit Verstopfung – verglichen mit anderen Symptomen – viel länger dauerte, bis eine Reaktion eintrat.

In der Regel führten wir etwa einmal pro Woche ein neues Nahrungsmittel ein und achteten dabei genau auf allfällige Symptome. Anfangs reagierten die Kinder auf jede Veränderung mit Hyperaktivität oder Schlafstörungen. Wenn wir die Änderung beibehielten, besserten sich die Symptome innerhalb von ein bis zwei Wochen. Zu den Lebensmitteln, die im Rahmen des Wiedereinführungsplans ausgewählt wurden, gehörten Früchte mit weniger Zuckergehalt und bei einigen Kindern auch Milchprodukte.

Im Folgenden möchte ich einige meiner Beobachtungen während der Wiedereinführung schildern.

Die meisten Kinder konnten bei der Einnahme von neuen Lebensmitteln Schmerzen im Bauch wahrnehmen und mitteilen, die einige Monate zuvor noch nicht aufgetreten waren. Einige lehnten das Essen sogar mit den Worten «es tut weh» ab.

Dieses Aufwachen zu ihrem eigenen inneren Leben war der Beginn von etwas Neuem. Wenn wir diese besondere neue Fähigkeit der Selbstwahrnehmung beobachten konnten, stellten sich Fortschritte und Entwicklung ein.

Dieser tiefe Zusammenhang zwischen der *Wahrnehmung des eigenen Innenlebens* und der kognitiven Rezeption sowie der Verständnis- und Ausdrucksfähigkeit ist zu einem der Schlüsselfaktoren in der Arbeit mit diesen Kindern geworden.

Hier wurde mein nächster großer Schritt deutlich: Meine Reise ging von der Arbeit mit der Ernährung weiter zu einem Weg, mit dem die seelischen Bedürfnisse eines jeden Kindes unterstützt werden können.

Die Umstellung der Ernährung führte dazu, dass in dem Kind tief im Inneren etwas erwachte, sozusagen ein Erwachen der Selbstwahrnehmung stattfand. Was dann folgte, war eine spürbare Veränderung in der Wahrnehmung der Welt und anderer Menschen. Dies äußerte sich in einer erhöhten Aufmerksamkeitsspanne, einem intensiveren Blickkontakt, einem besseren Verstehen von Erklärungen und einer gewissen Ruhe im Auftreten.

Bei vielen Kindern stellte sich nie eine optimale Darmgesundheit ein, und sie mussten weiter bei bestimmten Lebensmitteln vorsichtig sein. Aber mit dieser Reise der restriktiven Ernährungsweise und der anschließenden Wiedereinführung bestimmter Lebensmittel konnte bei fast jedem Kind eine Veränderung in der ‹Selbstwahrnehmung› beobachtet werden.

Die zuvor erforderliche Verhaltenskontrolle und externe Regulierung wurde durch etwas ersetzt, das ganz natürlich aus dem Inneren des Kindes kam. Wir sahen zum ersten Mal Selbstbeherrschung, Planung und mehr Momente, in denen sich das Kind aktiv engagierte und teilnahm. Bei einigen Kindern konnten wir drastische Veränderungen beobachten, wie z. B., dass das Kind zu sprechen begann. Einige Kinder konnten in ein akademischeres Umfeld wechseln.

Ich möchte dieses Kapitel über Ernährungsprogramme bei Autismus an diesem Punkt vorläufig abschließen und mit einem Zitat von Rudolf Steiner enden, das am besten beschreibt, wo wir mit dieser Arbeit derzeit stehen.

> *... Heilen und Erziehen – und beide sind ja miteinander verwandt – beruht ja nicht so sehr darauf, dass man allerlei*

Mixturen, seien es physische, seien es seelische, kompliziert hervorbringt, sondern dass man weiß, was eigentlich hilft.
– Rudolf Steiner[20]

Auf dem Gebiet des Autismus konnte ich das Zusammenspiel aller möglichen Gedanken, Meinungen und Glaubenssysteme selbst beobachten. Ich kenne einige Kinder, die täglich über 50 Präparate einnehmen. Manche Familien nehmen wöchentlich zwischen fünf und zehn verschiedene Therapien in Anspruch. Oft holen sich die Eltern die Meinungen vieler Ärzte und Fachleute ein, die alle ihre eigenen Herangehensweisen haben. Und doch bittet uns jedes Kind, ihm ganz individuell zu begegnen.

Manchmal frage ich mich, ob der Weg, herauszufinden, was genau hilft, darin besteht, all diese verschiedenen Herangehensweisen auszuprobieren.

Dieses Bild erinnert mich auch daran, wie unser menschliches Stoffwechselsystem mit all den Stoffen aus der Außenwelt umgeht und es auf wundersame Weise schafft, in seiner Proteinsynthese mit individueller Weisheit zu arbeiten.

Steiner fährt fort:

Es handelt sich also darum, das, was angewendet werden soll, wirklich zu kennen, darauf wirklich zu kommen.
– Rudolf Steiner[21]

Die Begegnung mit jedem Kind mit Autismus-Spektrum-Störung hat mich als Ärztin auf eine kurvenreiche, bereichernde, lohnende und fruchtbare Reise geführt. Ich musste mich immer wieder fragen: *Welche spezifische Medizin oder Therapie oder Veränderung ist für dieses Kind in diesem Moment erforderlich?* Dies ist ein Punkt, an dem meine spirituelle Praxis und mein meditativer Weg bei der Suche nach Antworten hilfreich wurden. Ich lernte, aus der physischen Beobachtung des Kindes heraus, meditative Bilder entstehen zu lassen. Und jedes Mal, mit jedem Kind, eine neue Reise, eine neue Begegnung zu erleben.

Über die Autor:innen

Dr. Lakshmi Prasanna ist Kinderärztin mit Spezialisierung auf Neonatologie und besonderem Interesse an Autismus. Sie leitete 15 Jahre lang eine Neugeborenen-Intensivstation und leitet heute ein heilpädagogisches Zentrum für Kinder mit besonderen Bedürfnissen in Hyderabad, Südindien. Sie ist Mitbegründerin und Präsidentin der Anthroposophischen Medizinischen Gesellschaft in Indien und hat in Indien und Australien, vor allem in Schulgemeinschaften, viel als Dozentin und Gesundheitserzieherin gearbeitet.

Michael Kokinos ist Physiotherapeut mit einer klinischen Praxis in Australien, Blue Sky Therapies, die sich auf Craniosacraltherapie spezialisiert hat. Er hat intensiv an innovativen Gesundheitsprojekten mit der Regierung und führenden Vertreter:innen der Aborigines (Ureinwohner:innen) im entlegenen Norden Australiens gearbeitet und besucht regelmäßig Indien, um vor allem Familien mit autistischen Kindern zu unterstützen und gemeinsam mit Dr. Lakshmi Prasanna Workshops für Therapeut:innen, Sonderpädagog:innen und Eltern durchzuführen.

Anmerkungen

1 Vgl. Robert A. Johnson: *Lying with the Heavenly Woman: Understanding and Integrating the Femini*. HaperCollins 2009, S.7.

2 Rudolf Steiner: *Heilpädagogischer Kurs. GA 317. Vortrag vom 7.7.1924*. Dornach [8]1995, S.185.

3 Rudolf Steiner: *Wie erlangt man Erkenntnisse der höheren Welten? GA 10*. Dornach [26]2022, S.107.

4 Rudolf Steiner: *Heilpädagogischer Kurs. GA 317. Vortrag vom 7.7.1924*. Dornach [8]1995, S.184.

5 Temple Grandin, Richard Panek: *The Autistic Brain. Thinking Across the Spectrum*. Mariner Books 2013, S.105.

6 Temple Grandin, Richard Panek: *The Autistic Brain. Thinking Across the Spectrum*. Mariner Books 2013, S.115.

7 Rudolf Steiner: *Heilpädagogischer Kurs. GA 317. Vortrag vom 7.7.1924*. Dornach [8]1995, S.186.

8 Carlo Pietzner: *About Curative Education*. Camphill Village Copake 1980 S.6.

9 Jaques Duff: *Why the Increase in Autism (ASD), ADHD and Neurodevelopmental Disorders?* URL: https://www.autism-adhd.org.au/autism_prevalence [Zugriff: 6.9.2023]

10 Krishna Narayan: *Wasted Talent: Musing of an Autistic*. Vite Pub Co 2003, S.11.

11 Karl König: *Das Seelenpflege-bedürftige Kind. Vom Wesen der Heilpädagogik*. Verlag Freies Geistesleben 2008, S. 25.

12 Michael Allen: *A Pediatrician's Insight on Autism. LILIPOH Interviews Michael Allen, MD, in: LILIPOH – The Spirit in Life*, Issue 72, Vol. 18, 2013. URL: https://lilipoh.com/articles/a-pediatricians-insight-on-autism [Zugriff: 28.08.2023], S. 9.

13 Vgl. Huberta Grützmacher: *Unfallgefährdung bei Aufmerksamkeits- und Hyperaktivitätsstörung*. Deutsches Ärzteblatt Jg. 98 Heft 34–35. 27. August 2001.

14 Michael Allen: *A Pediatrician's Insight on Autism. LILIPOH Interviews Michael Allen*, MD, in: LILIPOH – The Spirit in Life, Issue

72, Vol. 18, 2013. URL: https://lilipoh.com/articles/a-pediatricians-insight-on-autism [Zugriff: 28.08.2023], S. 8–9.

15 Sir Laurens van der Post: *Camphill and the shadow of our time*. In: Carlo Pietzner (Hg.): *A Candle on the Hill – Images of Camphill Life*. Floris Books 1990, S. 8.

16 Ebd.

17 Ebd.

18 Rudolf Steiner: *Heilpädagogischer Kurs. GA 317. Vortrag vom 25.6.1924*. Dornach [8]1995, S.12–13.

19 Jaquelyn McCandless: *Children with Starving Brains: A Medical Treatment Guide for Autism Spectrum Disorder*. Bramble Books 2002.

20 Rudolf Steiner: *Heilpädagogischer Kurs. GA 317. Vortrag vom 30.6.1924*. Dornach [8]1995, S. 82–83.

21 Rudolf Steiner: *Heilpädagogischer Kurs. GA 317. Vortrag vom 30.6.1924*. Dornach [8]1995, S. 83.